総合診療流！
Common Diseaseの掘り下げ方

著者 高岸勝繁　京都岡本記念病院 総合診療科 医長

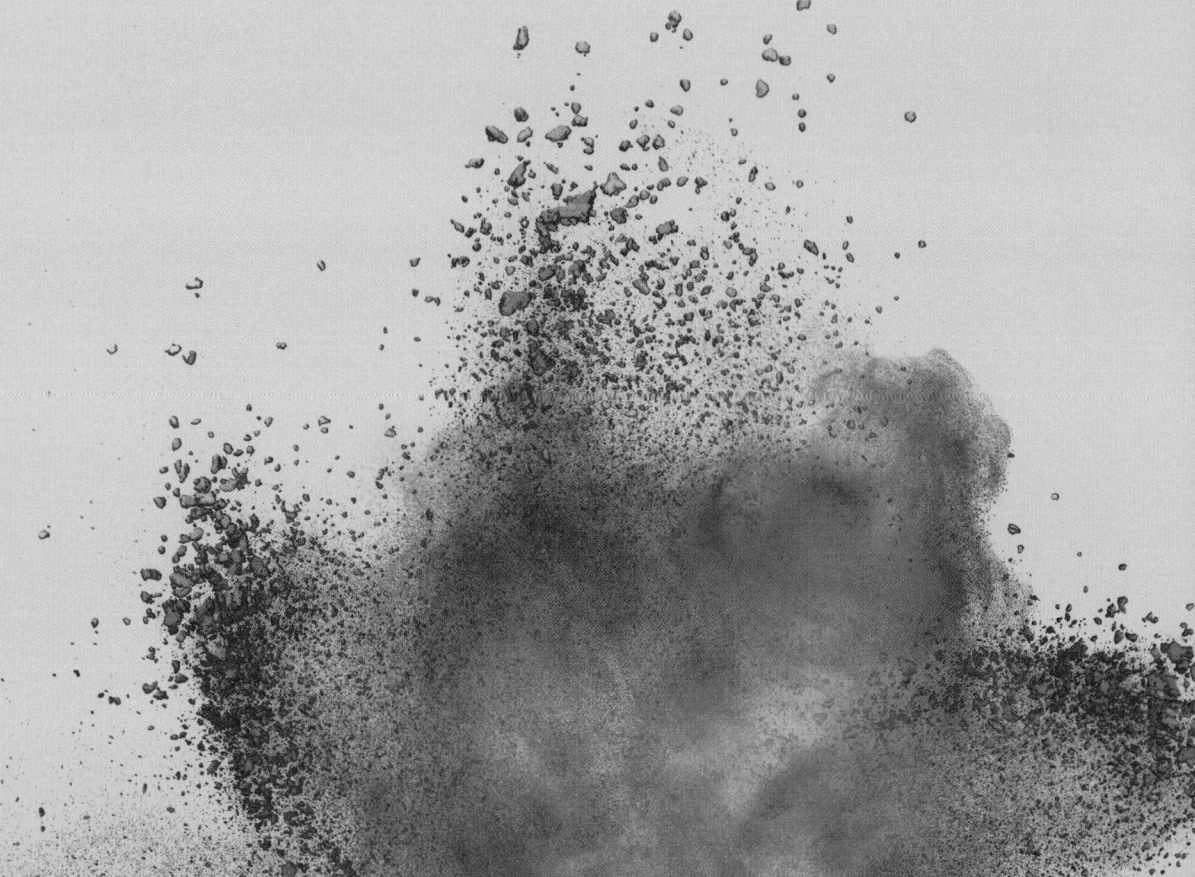

序文

　コモンな疾患を深く，しっかりと勉強したこと，教えられたことは少ないのではないだろうか？

　自らの診療を省みると，診断困難例や複雑な症例，めずらしい症例はしっかりと勉強するが，コモンな疾患は耳学問や，指導医の診療方法から学び，そのまま実践していることが多いと気づいた。ところがその方法では日常診療がマンネリ化し，患者ごとに対応する柔軟性に欠けると思い，コモンな疾患ほどよく調べ，勉強することを始めた。

　すると，それが実に面白い。診療に広がりと深みが生まれ，また日常診療にも余裕ができ始めた。今まで気づかなかったコモン疾患の特徴に気づくことができるようになり，当然コモン疾患に隠れた致命的な疾患，稀な疾患にも気づく機会は増えたと思う。

　稀な疾患や診断困難例の診療は，病院総合診療医にとってやりがいを感じる瞬間である。ただ，そのような疾患は多くはない。一方でコモンな疾患は常に診療する機会があり，その分知識を活かす機会も多い。

　今回執筆のお話をいただいたとき，巷には稀な疾患や診断困難例を集めた本が多く出版されていたが，そこであえてコモンな疾患を掘り下げるような本を執筆したいと思った。
　この本を通じて，総合診療医や若手の先生方に，コモン疾患を掘り下げるやりがいと面白さを感じて頂ければ幸いである。

　最後に，この本を出版するに際して大変お世話になりました日本医事新報社の方々にお礼を申し上げたい。

2016年8月

高岸勝繁

目次

1	鉄欠乏性貧血	1
2	ビタミンB_{12}欠乏症	12
3	良性発作性頭位変換性めまい症	22
4	急性前庭症候群	32
5	副腎不全	41
6	急性陰嚢痛：精巣捻転	53
7	尿路結石症のピットフォール	59
8	腹痛①：腹膜垂炎	67
9	腹痛②：前皮神経絞扼症候群	73
10	インフルエンザを巡るあれこれ	77
11	深頸部感染症	87

12	肺炎①：肺炎の診断	95
13	肺炎②：市中肺炎のマネージメント	101
14	肺炎③：誤嚥性肺臓炎／肺炎	113
15	尿路感染症いろいろ	130
16	入院中の発熱，Clostridium difficile 感染症	145
17	急性単関節炎：結晶誘発性か，化膿性か	152
18	AST，ALTの上昇を見たときに	158
19	市販薬による中毒症	166

TIPS 1	尿路結石症の診断	65
TIPS 2	肺エコー	124
TIPS 3	抗菌薬，経静脈投与から経口投与への切り替え	141
TIPS 4	持続皮下輸液	172

| 索引 | 175 |

1 鉄欠乏性貧血

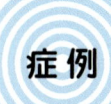
症例

24歳女性，検診で貧血を指摘され来院。
それとは別に倦怠感があり，外来にて相談された。
倦怠感は2年ほど前よりあり．脱力，疼痛，労作時呼吸苦はみられない。
睡眠にも問題なく，抑うつ症状も特になし．貧血の指摘は今回が初めて。
既往なし．服薬歴なし．喫煙歴なし．

1 貧血の診断——ここがポイント！

診断に有用な病歴と所見は？

- 指導医● 若い女性の貧血といえば鉄欠乏性貧血が多いですが，どんな追加病歴や身体所見が診断に有用だと思いますか？
- 研修医● 味覚の変化の有無や，匙状爪，舌乳頭萎縮，舌炎所見を確認したいです。
- 指導医● 今挙げてもらったものは鉄欠乏性貧血を鑑別する際の所見として有名ですね。しかし，匙状爪や舌乳頭萎縮はかなり長期間の鉄欠乏状態が続くことによって生じる所見ですので，実際の臨床ではこれらの所見の感度は低いことが予測されます[1]。

  鉄欠乏性貧血患者における調査では，味覚障害は12%しか認めません。最も多いのは舌のヒリヒリ感で，76%で認められています。口腔内乾燥感も49%で認められており，ドライマウスの鑑別として鉄欠乏性貧血は実は重要かもしれません（**表1**）[2]。

- 研修医● では，あまり有用な身体所見はないのでしょうか？
- 指導医● 鉄欠乏の身体所見では「青色強膜」（**図1**）がポイントとなります．青色強膜とは白目の部分が青色に見える所見で，鉄欠乏に対する感度（87〜89.4%），特異度（64〜92.9%）が結構いいんです（陽性尤度比2.48〜12.17，陰性尤度比0.14〜0.17）[3, 4]。

  コラーゲンの合成障害により，強膜が菲薄化し，その下のぶどう膜の色が透けて見えることで青色に見えます。**貧血がなくても，鉄欠乏状態であれば認められる所見**で，ほかに偽性甲状腺機能低下症の

表1 鉄欠乏性貧血患者における口腔症状，所見の頻度

症状	鉄欠乏性貧血でみられる頻度
舌のヒリヒリ感	76.0%
舌静脈瘤（裏面）	56.0%
口腔内乾燥感	49.3%
口腔扁平苔癬	33.3%
萎縮性舌炎	26.7%
再発性の口腔内アフタ性潰瘍	25.3%
舌のしびれ	21.3%
味覚障害	12.0%

（文献2より）

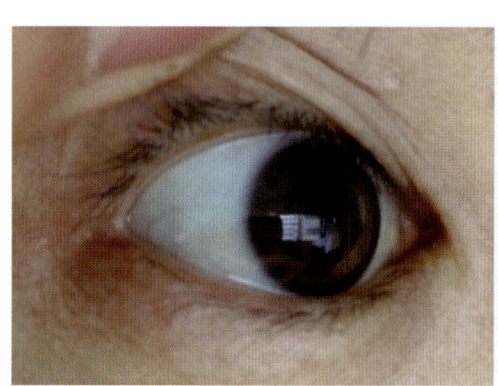 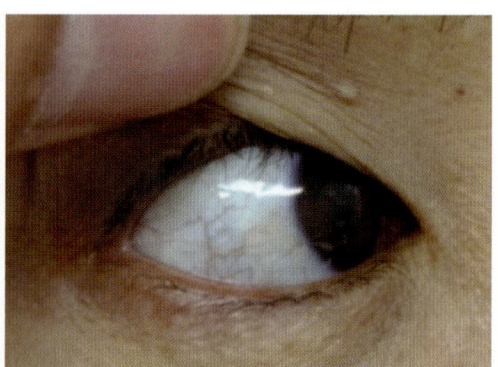

図1 初診時（左）と鉄剤投与後3カ月（右）

15％，Marfan症候群の3％，ホモシスチン尿症の5％，骨形成不全症，Ehlers-Danlos症候群，Russel-Silver症候群などで認められる所見です。

特に若い女性ではわかりやすい所見なのでチェックする癖をつけましょう。ただし，高齢者では判別しにくい印象があります。

血液検査の解釈で注意すべき点は？

指導医● さて，この患者さんでは青色強膜所見がありました。鉄欠乏を考慮し，血液検査をしました（**表2**）。

研修医● これは鉄欠乏性貧血ですね。MCV 72fL，フェリチン10ng/mLはもう確定してよいと思います（**表3**）[5~7]。

指導医● 私もそう思います。では，フェリチン値の解釈で注意しなければならな

表2 血液検査結果

WBC (/μL)	6,200
Hb (g/dL)	10.6
MCV (fL)	72
Plt (×10⁴/μL)	45
フェリチン (ng/mL)	10
肝酵素	異常なし
腎機能，電解質	異常なし

表3 MCV，フェリチン値による鉄欠乏性貧血の診断

検査項目	成人 （カットオフ）	尤度比	高齢者 （カットオフ）	尤度比	肝硬変 （カットオフ）	尤度比
MCV （fL）	<70 70〜74 75〜79 80〜84 85〜89 >90	12.5 3.3 1 0.91 0.79 0.29	<75 75〜85 86〜91 92〜95 >95	8.82 1.35 0.64 0.34 0.11	<80 80〜100 >100	2.2 1.6 0.37
フェリチン （ng/mL）	<15 15〜24 25〜34 35〜44 45〜100 >100	51.8 8.8 2.5 1.8 0.54 0.08	<19 19〜45 46〜100 >100	41 3.1 0.46 0.13	<50 51〜100 101〜200 201〜400 401〜1,000 1,001〜2,200	22.3 1.48 1.79 1.0 0.13 0.19
トランスフェリン 飽和度(%)	<5 5〜9 10〜19 20〜29 30〜49 >50	10.5 2.5 0.81 0.52 0.43 0.15	<5 5〜8 8〜21 >21	16.51 1.43 0.57 0.28	<12 12〜50 >50	7.0 1.0 0.52

（文献5〜7より）

表4 鉄欠乏性貧血＋慢性炎症 vs 慢性炎症性貧血の鑑別のためのフェリチンのカットオフ

カットオフ	感度	特異度	陽性尤度比	陰性尤度比
<15ng/mL	41%	96%	10.3	0.6
<30ng/mL	59%	93%	8.4	0.4
<41ng/mL	71%	98%	35.5	0.3

（文献8，9より）

いのはどういう状況でしょうか。

研修医 ● 慢性炎症が合併している場合です。慢性炎症ではフェリチンが上昇するため，鉄欠乏があっても低下しない可能性があります。その場合のカットオフは正直わかりませんが……。

指導医 ● 正解です。慢性炎症では鉄欠乏性貧血でもフェリチンが上昇するため，注意が必要です。カットオフを評価した論文いくつかありますが，決まってはいません（**表4**）[8, 9]。個人的には以下のカットオフを使用しています。

フェリチン<15ng/mLならば ➡ 鉄欠乏性貧血単独
フェリチン15〜30ng/mLならば ➡ 主に鉄欠乏性貧血を考慮
フェリチン30〜100ng/mLならば ➡ 鉄欠乏性・慢性炎症性貧血双方の可能性あり
フェリチン>100ng/mLでは ➡ 慢性炎症性貧血単独

慢性炎症に加えて，**肝硬変合併患者でもフェリチン値は上昇する**ため注意して下さい。肝硬変症例におけるフェリチンのカットオフと尤度比については**表3**を参照して下さい。

2 鉄欠乏と倦怠感の関係って？

倦怠感は貧血がなくても生じる？

（研修医）●ところで，この患者さんは倦怠感の訴えもありますね。これは貧血からくるものと考えたらよいのでしょうか？

（指導医）●去年の検診では貧血の指摘はなかったようです。そして倦怠感はその前からあったようです。

実は**貧血がなくても，鉄欠乏のみで倦怠感を生じる**ことは知っていますか？

（研修医）●え，そうなんですか？

（指導医）●倦怠感が主訴で，貧血を認めない18～55歳の閉経前女性144例を対象として，鉄剤投与群とプラセボ群に割付けて比較した二重盲検化ランダム比較試験があります。その結果，フェリチン値≦50 ng/mL群でのみ鉄剤投与で倦怠感の改善を認めました（**メモ①**）[10]。

それをふまえて，倦怠感を主訴に受診した18～53歳の閉経前女性で，かつフェリチン値≦50 ng/mL，貧血（−）を満たした198例を対象として，同様の二重盲検化ランダム比較試験を行ったところ，鉄剤投与群で有意に倦怠感の改善が認められました（**メモ②**）[11]。これより鉄欠乏そのものが倦怠感の原因となり，鉄剤投与にて改善する可能性が示されたわけです。

ちなみに，心不全患者で鉄欠乏を合併した群を対象として，鉄剤投与とプラセボに割付け比較したランダム比較試験では，貧血合併の有無にかかわらず，鉄剤投与群で自覚症状の改善が認められる，という報告もあります[12]。

> **メモ①** **試験結果概要**[10]
> - 鉄剤80 mg/日群 vs プラセボ群に割付け，投与開始後1カ月時点での倦怠感を10段階で評価した。
> - 鉄剤投与群では−1.82±1.7点，プラセボ群では−0.85±2.1点，$P=0.004$と，鉄剤投与群で有意に倦怠感改善は良好であった。
> - サブ解析では初期のフェリチン値>50 ng/mL群では有意差は認めず，≦50 ng/mL群でのみ有意差が認められた。

メモ②　試験結果概要[11]

- 鉄剤80mg/日群 vs プラセボ群に割付け，倦怠感，自覚症状の変化を比較した。
- 倦怠感は有意に鉄剤投与群で改善効果が良好であった。

研修医●となると，数年前より貧血は伴わない鉄欠乏状態で，倦怠感が生じていた。それで，今年になって貧血を合併した，という経過が考えられますか。

指導医●そうですね，よい読みです。

3 鉄欠乏性貧血の治療

鉄剤の種類と特徴

指導医●では，鉄欠乏性貧血の治療について考えましょう。どうしますか？

研修医●フェロミア®（クエン酸第一鉄）を2〜4錠を分2で処方します。

指導医●その理由は？

研修医●添付文書通りです。

指導医●ちなみに，どんな鉄剤が国内で処方できて，どのような特徴があるか知っていますか？

研修医●……。

指導医●鉄剤には**表5**に示したようなものがあります。

硫酸鉄（フェロ・グラデュメット®，テツクール®）は海外で最も多く使われており，エビデンスもある薬剤です。吸収率はアスコルビン酸の併用なしで3％程度，併用ありで10％程度です[13]。

溶性ピロリン酸第二鉄（インクレミン®）は唯一のシロップ剤です。吸収率は低く，アスコルビン酸の併用なしで1％，併用ありで2％程度です[13]。

表5 ● 鉄剤の種類

経口薬	鉄含有量
硫酸鉄（フェロ・グラデュメット®，テツクール®）	1錠当たり鉄100mg
ピロリン酸第二鉄（インクレミン®）	鉄6mg/mL（シロップ）唯一のシロップ剤
フマル酸第一鉄（フェルム®）	1カプセル当たり鉄100mg
クエン酸第一鉄Na（フェロミア®）	1錠当たり鉄50mg 顆粒1.2g中100mg

点滴薬	投与方法
含糖酸化鉄（フェジン®）	40〜120mg（1〜3アンプル）を2分以上で静脈投与
シデフェロン（フェリコン®）*	50〜100mg（1〜2アンプル）を2〜3分かけて静脈投与

＊：フェリコン®は販売中止

他のフマル酸第一鉄（フェルム®）やクエン酸第一鉄Na（フェロミア®）はエビデンスが乏しく，よくわかりません．薬剤間の効果を比較した報告は見つけられませんでした．

経口投与？　経静脈投与？

研修医●では，どのように選択すればよいのでしょうか．

指導医●まずは経口投与か，経静脈投与かですが，当然経静脈投与のほうが体内に吸収される鉄の量は多くなります．しかし，骨髄における鉄利用量は限られており，1日当たり約20mgほどです．実際，経口投与群と経静脈投与群で貧血の改善を比較すると，経静脈投与群で若干，貧血改善が早くなりますが，長期的には両者で変わりません[14, 15]．したがって，急ぐ場合は経静脈投与を，それ以外は経口投与でよいでしょう．

ちなみに，鉄剤の経静脈投与では大体300人に1人の割合でinfusion reaction（急性輸液反応）のリスクがあります[16]ので注意して下さい．

研修医●この患者さんは経口投与でよさそうですね．

どれを用いる？　投与量はどうする？

指導医●次にどれを用いるか，そして投与量はどうするかですが，鉄欠乏性貧血の治療のポイントは，長期間内服を継続できる製剤と量を選ぶということです．そもそも鉄の補充は貧血が改善してから3カ月間は飲み続ける必要があります[17]．月経による貧血ならばその後も補充の継続は必要となる可能性もあります．

鉄剤は悪心や嘔吐のような消化器症状の副作用が多く，それで内服を中断してしまう患者さんも多い薬剤です．したがって，副作用をできるだけ少なくするように投与するほうがよいでしょう．

副作用を少なくする投与法

研修医●具体的にはどうすればよいのでしょうか．

指導医●それについては，以下に述べるような研究があります．80歳以上の鉄欠乏性貧血患者90例において，鉄剤15mg/日，50mg/日，150mg/日投与群に割付け，副作用と貧血の改善を比較したランダム化比較試験です．その結果，投与開始60日後の貧血改善は3群で有意差を認めなかった一方で，鉄剤の量が多い群ほど副作用の発生頻度は高くなりました（メモ③）[18]．

メモ③ 試験結果概要[18)]

- 鉄剤15mg/日群 vs 50mg/日群 vs 150mg/日群に割付け，60日後のヘモグロビン，フェリチン値を比較。鉄剤は15mg/日群，50mg/日群ではグルコン酸第一鉄を使用し，150mg/日群ではクエン酸Ca鉄を使用。
- 60日後のヘモグロビン増加量は，15mg/日投与群で1.3［0.7〜2.0］g/dL，50mg/日群で1.4［0.8〜1.9］g/dL，150mg/日群で1.4［0.9〜1.8］g/dLと有意差なし。
- フェリチン値増加量は，40.4［32.1〜48.1］，36.3［29.1〜42.5］，44.1［35.5〜50.4］ng/mLと同等であった。
［［　］内は95％信頼区間（CI）］
- 副作用は15mg/日 vs 50mg/日 vs 150mg/日の比較において，腹部不快感（20％ vs 60％ vs 70％），悪心・嘔吐（13％ vs 36％ vs 67％），下痢（13％ vs 53％ vs 70％）と投与量が少ないほど，副作用も少ない結果。

研修医　ということは，投与量は少ないほうがよいということですか？

指導医　少なくとも高齢者ではそうですね。若年者ではわかりませんが，同様に少なくてもよいと思います。

たとえばフェロミア®でしたら，0.5〜1錠（25〜50mg）/日程度で十分と考えられます。また，先ほど説明したように，アスコルビン酸の併用により吸収率は2〜3倍となりますので，ビタミンCと併用するとなおよいかもしれません。

インクレミン®シロップは唯一のシロップ剤であり，いろいろ応用がききます。100％ジュースと混ぜたり（100％ジュースには酸化防止剤としてビタミンCを含有していることが多い），食事に混ぜることで長期間の投与が可能になることが多いので，錠剤がどうしても継続できない患者さんでは試してみて下さい。

4 治療のフォローについて

治療に反応しない場合の考え方

指導医　さて，この患者さんはフェロミア®1錠/日で治療を開始しました。貧血のフォローはどうしますか？

研修医　1カ月後に貧血のフォローはしたいですね。まだフェリチンの上昇はないと思いますので，まずヘモグロビンの改善を確認したいです。

指導医 ● そうですね．大体4〜6週後にヘモグロビンをフォローすることが多いです．その際ヘモグロビンの上昇値が＜1g/dLの場合は，鉄不応性鉄欠乏性貧血と判断します．

鉄に反応しない鉄欠乏性貧血ですが，どんな原因が考えられますか？

研修医 ● 投与量が足りていない，吸収ができていない，常に出血している場合ですか？

指導医 ● 素晴らしい！ 具体的に挙げると**表6**[19〜21]のようになります．

ちなみに，この**表6**は鉄欠乏性貧血の原因を考える際に有用なので活用して下さい．

表6 ● 鉄に反応しない鉄欠乏性貧血で考えられる原因

鉄補充量が足りない	服薬アドヒアランス不良，投与量が少ない
鉄吸収不良	高ガストリン血症，自己免疫性胃炎，ピロリ菌感染，セリアック病，炎症性腸疾患，甲状腺機能異常
出血持続	月経過多，胃癌，大腸癌，消化性潰瘍，炎症性腸疾患

（文献19〜21より）

甲状腺機能異常による鉄不応性鉄欠乏性貧血

研修医 ● 甲状腺機能異常も鉄不応性鉄欠乏性貧血になるのですか？

指導医 ● 甲状腺機能低下症や潜在性甲状腺機能低下症では鉄吸収率や骨髄における鉄利用率が低下することで，鉄欠乏性貧血を合併することがあります．

鉄欠乏性貧血と潜在性甲状腺機能低下症を合併している60例において，鉄剤のみ，レボチロキシンのみ，鉄剤＋レボチロキシン併用の3群に割付け，二重盲検化ランダム比較試験を行ったところ，併用群でのみ貧血，フェリチン値の改善が認められた報告もあります（**メモ④**）[21]．

メモ④ 試験結果概要[21]

- 鉄剤65mg/日群 vs レボチロキシン50μg/日群 vs 鉄剤＋レボチロキシン併用群に割付け，3カ月継続．貧血，フェリチン値の変化を比較した．
- 結果，有意に貧血，フェリチン値が改善したのは併用群のみであり，鉄剤単独群，レボチロキシン単独群では改善は認められなかった．

5 鉄欠乏の原因評価

内視鏡による精査を進めたほうがよい場合とは？

研修医● この患者さんの鉄欠乏の原因精査はしなくてよいのでしょうか？

指導医● 重要な視点ですね。鉄欠乏性貧血の原因で見逃したくない原因疾患は，消化管の悪性腫瘍ですね。特に閉経後女性，男性例では悪性腫瘍リスクは高いため［RR（相対危険度）31［95％CI：9〜107］］[22]，上部内視鏡検査，下部内視鏡検査は必須と考えてもよいでしょう。閉経前女性の鉄欠乏性貧血では月経によるものが大半を占めます。閉経前女性では，以下[23]を満たす場合は内視鏡による精査を進めたほうがよいでしょう。

- 消化管症状がある場合，便潜血が陽性
- 体重減少がある場合
- 40歳以上で，大腸癌の家族歴が陽性の場合
- 鉄不応性鉄欠乏性貧血の場合

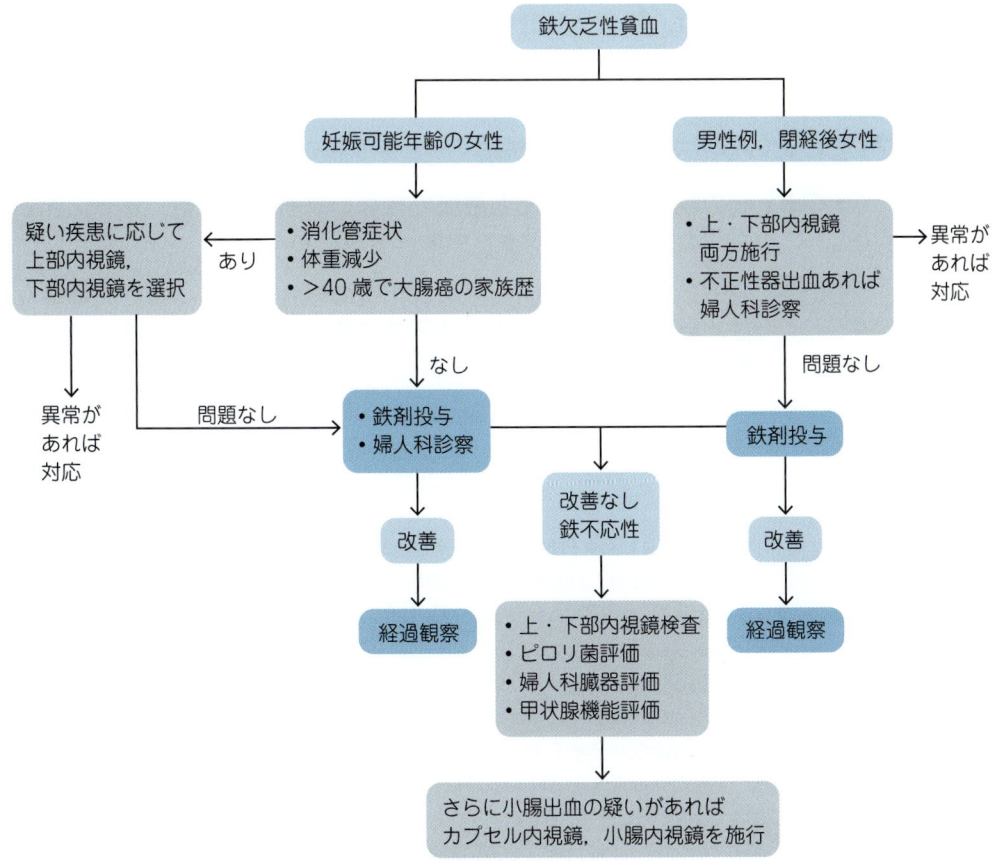

図2 ● 鉄欠乏性貧血の診療フローチャート

また，不正性器出血がある場合，月経過多では婦人科診察を勧めます。最後に，この辺を含めてフローチャート（図2）をつくってみました。今後の診療の参考にして下さい。

研修医●ありがとうございました。

目からウロコの診療ポイント

その1 鉄欠乏の身体所見は「青色強膜」がポイント！ 貧血がなくても，鉄欠乏状態であれば認められる．特に若い女性ではチェックする癖をつけよう．

その2 フェリチン値の解釈で注意しなければならないのは，慢性炎症が合併している場合！ 鉄欠乏性貧血では慢性炎症があるとフェリチンが上昇する．また肝硬変合併患者でも上昇するので注意．

その3 貧血がなくても，鉄欠乏のみで倦怠感を生じる！

その4 鉄剤は，急ぐ場合は経静脈投与を，それ以外は経口投与で．

その5 鉄剤は，長期間内服を継続できる鉄製剤と量を選ぶこと．

その6 鉄剤は，悪心や嘔吐のような消化器症状の副作用が多くみられるため内服を中断してしまう患者さんも多い．副作用をできるだけ抑えるよう，投与量は少なく！

その7 鉄剤はビタミンCと併用すると吸収率がよくなる．

その8 鉄の錠剤がどうしても継続できない患者さんでは，食事に混ぜることで長期間の投与が可能になることが多い．

その9 見逃したくない原因疾患は消化管の悪性腫瘍！ 特に閉経後女性，男性例では悪性腫瘍リスクは高いため上部内視鏡検査，下部内視鏡検査は必須！

文献
1) Cook JD：Best Pract Res Clin Haematol. 2005 Jun；18(2)：319-32.
2) Wu YC, et al：J Formos Med Assoc. 2014 Feb；113(2)：83-7.
3) Kotsev I, et al：Klin Med (Mosk). 1991 Aug；69(8)：85-6.
4) Kalra L, et al：Lancet. 1986 Nov 29；2(8518)：1267-9.
5) Guyatt GH, et al：Am J Med. 1990 Mar；88(3)：205-9.
6) Guyatt GH, et al：J Gen Intern Med. 1992 Mar-Apr；7(2)：145-53.
7) Intragumtornchai T, et al：J Intern Med. 1998 Mar；243(3)：233-41.
8) Chamberlin JS, et al：Am J Hematol. 2011 Nov；86(11)：923-7.
9) Guyatt GH, et al：Blood. 1997 Feb 1；89(3)：1052-7.
10) Verdon F, et al：BMJ. 2003 May 24；326(7399)：1124.

11) Vaucher P, et al：CMAJ. 2012 Aug 7；184(11)：1247-54.
12) Anker S, et al：N Engl J Med. 2009 Dec 17；361(25)：2436-48.
13) Fidler MC, et al：Int J Vitam Nutr Res. 2004 Jul；74(4)：294-300.
14) Abhilashini GD, et al：J Clin Diagn Res. 2014 May；8(5)：OC04-7.
15) Perelló MF, et al：BJOG. 2014 May；121(6)：706-13.
16) Avni T, et al：Mayo Clin Proc. 2015 Jan；90(1)：12-23.
17) Santiago P：ScientificWorldJournal. 2012；2012：846824.
18) Rimon E, et al：Am J Med. 2005 Oct；118(10)：1142-7.
19) Annibale, et al：Am J Med. 2001 Oct 15；111(6)：439-45.
20) Hershko C, et al：Haematologica. 2005 May；90(5)：585-95.
21) Ravanbod M, et al：Am J Med. 2013 May；126(5)：420-4.
22) Bermejo F, et al：World J Gastroenterol. 2009 Oct 7；15(37)：4638-43.
23) Polin V, et al：Dig Liver Dis. 2013 Oct；45(10)：803-9.

2 ビタミンB₁₂欠乏症

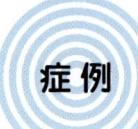

74歳女性。転倒にて救急搬送。
糖尿病で他院通院中の患者。2～3カ月前よりつま先の痺れ感と手先の痺れ感を自覚した。糖尿病の影響と言われ，様子をみていたが徐々に増悪していた。さらに1カ月ほど前より歩行時のふらつきを自覚し，数回の転倒も認められた。本日歩行時に転倒したため，救急搬送された。
既往歴：2型糖尿病，脂質異常症。
内服歴：メトホルミン1,000mg/日，シタグリプチン100mg/日，ロスバスタチン2.5mg/日，ランソプラゾール30mg/日。
バイタルサイン：意識清明，見当識障害なし。
血圧136/80mmHg，心拍数75/分（整），呼吸数18回/分，SpO₂ 98%（室内気），体温36.4℃。
転倒による打撲部位は左肩，左腰部。変形や腫脹は認めず，疼痛も認めない。可動域制限もなし。

1 転倒や外傷の症例では，なぜそれが起きたかを明らかにする

(研修医)● 先生，転倒で搬送された患者さんですが，軽度の打撲のみで問題はなさそうです。帰宅させようと思うのですが，よろしいでしょうか？

(指導医)● 打撲自体への対応はそれでよいと思いますが，この患者さんはどのような状況で，何が原因で転倒したのでしょうか？
一過性意識消失ですか？ てんかん発作でしょうか？ それとも押された？ 靴が合わない？ 段差でつまずいた？ いろいろあると思いますよ。外傷患者を診療する際はできる限りその状況，原因を明らかにしたほうがよいです。何か見落としている原因があるかもしれませんし，再発予防にもなります。

(研修医)● わかりました。確認しましたところ，1カ月前より歩行時のふらつきや不安定感が出現し，転倒も増えたそうです。今日は外出先で転倒したために搬送されました。さらに2～3カ月前より下肢や手指の痺れ

も認めたようです。本人は糖尿病の影響と思っているようですが。

指導医 ● それはおかしいですよね。この患者さんのメインプロブレムは転倒外傷ではないですね。神経所見をしっかり評価しましょう。

■ 症例の続き

感覚：四肢の痺れは下肢で強く認められる。上下肢の触覚，痛覚は保たれている。関節位置覚や振動覚は手袋-靴下型に低下を認める。
筋力：上下肢のMMTは年齢相応で保たれている。
腱反射：深部腱反射は上下肢ともにやや低下あり。Babinski反射は伸展。
立位は可能。歩行は杖歩行で，ガニ股歩行。痙性歩行を認める。Romberg試験陽性。小刻み歩行や振戦は認められない。
血液検査：WBC 5,800/μL（好中球 66％，好酸球 2％，リンパ球 30％），Hb 12.6g/dL，MCV 92fL，血小板 18万/μL。
AST 24IU/L，ALT 20IU/L，LDH 350IU/L，ALP 214IU/L，γ-GT 30IU/L，T-Bil 0.8mg/dL，BUN 24mg/dL，Cr 0.8mg/dL，Na 136mEq/L，K 4.0mEq/L，Cl 99mEq/L，HbA1c 6.9％。HIV陰性，TPHA陰性，RPR陰性。

研修医 ● 手袋-靴下型の感覚性の末梢神経障害がありそうですね。

指導医 ● それだけですか？

研修医 ● あとは，痙性歩行，Romberg試験が陽性です。深部感覚も低下していますし，それが転倒に関連しているように思えます。Babinski反射は伸展しており，末梢神経障害と中枢性，後索〜小脳の問題なのでしょうか。

指導医 ● そうですね。脊髄後索の障害が強いようです。このような病態を何と呼ぶか知っていますか？

研修医 ● ……亜急性連合性脊髄変性症！ ビタミンB_{12}欠乏ですね。

2 脊髄後索の障害をきたす原因は？

指導医 ● そうですね。脊髄後索の障害をきたす疾患としてはビタミンB_{12}欠乏による亜急性連合性脊髄変性症が有名です。ほかには知っていますか？

研修医 ● いえ。ほかは知りません。

指導医 ● ほかには梅毒やHIV，忘れてはいけない銅欠乏，あとはビタミンE欠乏症や先天性（Friedreich失調症）があります（**表1**）[1]。特に銅欠乏はビタミンB_{12}欠乏と同様の末梢神経障害と，亜急性連合性脊髄変性症，大球性貧血を認めるため，セットで覚えておいたほうがよいでしょう。

表1 ○ 脊髄後索障害を伴う神経障害の原因

原因	末梢神経障害	神経節障害	神経根障害	後索障害
梅毒			○	○
HIV	○	○	○	○
ビタミンB_{12}欠乏	○			○
銅欠乏	○			○
ビタミンE欠乏	○	○		○
Friedreich失調症	○			○

（文献1より）

(研修医) ● この患者さんの状況，年齢からはビタミンB_{12}欠乏や銅欠乏の可能性が高いですね。

ビタミンB_{12}欠乏での神経障害の特徴というものはあるのでしょうか？

3 ビタミンB_{12}欠乏における神経所見の特徴

亜急性連合性脊髄変性症

(指導医) ● ビタミンB_{12}や銅欠乏では亜急性連合性脊髄変性症や末梢神経障害をきたします。亜急性連合性脊髄変性症は脊髄の後柱，側柱に脱髄が生じ，徐々に増悪する四肢の痺れ，脱力，痙性対麻痺を呈します。Babinski反射は伸展し，関節位置覚や振動覚といった深部感覚の低下が認められます。通常左右対称性となります[2]。

(研修医) ● 画像所見では何か所見が出るのでしょうか？

(指導医) ● MRIでは脊髄後索にT2強調画像で高信号が認められることがあります。病変部位は頸髄から上位胸髄で認められることがほとんどです。MRIの感度は報告により様々で15～53％程度と高くありません[3,4]。

末梢神経障害の特徴

(指導医) ● 末梢神経障害は他の末梢神経障害とほぼ同様の症状，所見となります。ビタミンB_{12}欠乏による末梢神経障害では，より急性に発症し，脊髄症状を伴うことが多く，上肢から発症，または上下肢の症状が認められる特徴があります（**メモ**）[5]。

> **メモ** ビタミンB_{12}欠乏による末梢神経障害と特発性末梢神経障害患者における症状の比較[5]
>
> ・324例の多発末梢神経障害患者のうち27例がビタミンB_{12}欠乏に伴う

- もの．
- ビタミンB_{12}欠乏と特発性末梢神経障害患者の症状の比較は**表2**[5]を参照．
- ビタミンB_{12}欠乏ではより突然の発症が多く，上肢から発症する，または上肢の症状を伴うことが多い．
- 下肢の脱力や疼痛を伴うことは少ない結果であった．

表2 ● ビタミンB_{12}欠乏による末梢神経障害と特発性末梢神経障害の比較

症状	ビタミンB_{12}欠乏	特発性	P値
突如発症	30%	0%	<0.001
手の症状から発症，手足の症状が同時に出現	22%	1%	<0.001
手足の症状が認められる	78%	43%	0.002
下肢の脱力	15%	46%	0.005
痺れ感	89%	76%	0.15
疼痛	41%	71%	0.005
振動覚異常	81%	87%	0.43
痛覚異常	89%	84%	0.60
深部腱反射	11%	10%	0.86

（文献5より）

(指導医)● ほかには味覚障害や自律神経障害による起立性低血圧，立ちくらみや，稀ですが視神経障害の報告があります[6]．

また，**ビタミンB_{12}欠乏は認知機能低下や抑うつ症状，せん妄に関わる**とする報告もありますので，そのような患者における原因評価としてビタミンB_{12}の評価はしたほうがよいでしょう[7]．

(研修医)● 進行が早い末梢神経障害や，上肢も早期に障害される末梢神経障害ではビタミンB_{12}や銅欠乏の可能性が高いのですね．確かに，この患者さんは上下肢の症状が同時期に認めていますし，その後の歩行失調も亜急性連合性脊髄変性症の合併と考えると説明できますね．

4 ビタミンB_{12}欠乏の血液検査，診断

ビタミンB_{12}欠乏における血球の異常

(研修医)● でも先生，ビタミンB_{12}欠乏といえば巨赤芽球性貧血ですよね．この患者さんでは貧血は認められませんね．MCVも正球性です．

(指導医)● 確かにビタミンB_{12}欠乏といえば巨赤芽球性貧血や，汎血球減少症を思い浮かべます．

でも実はビタミンB_{12}欠乏による神経障害患者のうち，20％は貧血を伴いません。ちなみに神経障害はビタミンB_{12}欠乏患者の40％で認められます[8]。他の報告では，ビタミンB_{12}欠乏を認める患者のうち，Hb＜12g/dLとなるのは37％のみという報告もあります[9]。

研修医●貧血や血球減少がなくても否定はできないということですね。

ビタミンB_{12}欠乏の診断

研修医●ビタミンB_{12}欠乏の評価では血清ビタミンB_{12}値を評価すればよいのでしょうか？

指導医●そうですね。巨赤芽球性貧血があり，血清ビタミンB_{12}＜200pg/mLならばビタミンB_{12}欠乏と診断します[10]。

注意点としては，最近の補液や内服，食事でビタミンB_{12}が補充されてしまうと，血清ビタミンB_{12}値はあてになりません。

またビタミンB_{12}値200〜300pg/mLはグレーゾーンで，この場合診断も否定も困難と考えてください。

好中球過分葉所見も有用で，末梢血血液像において，5分葉の好中球が3つ以上，もしくは6分葉の好中球が1つ以上認められれば強くビタミンB_{12}欠乏か，葉酸欠乏を示唆します[11]。

研修医●ビタミンB_{12}値がグレーゾーンであったり，補液で補正してしまった場合はどう評価すればよいでしょうか？

指導医●そのときはホモシスチンを評価します。

研修医●ホモシスチンですか？

指導医●ビタミンB_{12}と葉酸の作用をちょっとみてみましょう（図1）。

ビタミンB_{12}はメチルマロン酸からサクシニルCoAを合成する際の酵素として使用されます。また，葉酸が代謝されて生じるメチルテトラヒドロ葉酸とホモシスチンが作用し，メチオニン，テトラヒドロ葉酸に合成される際にも重要な役割を担います[12]。

したがって，ビタミンB_{12}が欠乏するとメチルマロン酸とホモシスチンが上昇します。葉酸が欠乏した場合，メチルマロン酸は正常ですが，ホモシスチンのみ上昇する反応が生じますので，巨赤芽球性貧血における葉酸欠乏とビタミンB_{12}欠乏の鑑別にも有用です。ちなみに国内ではメチルマロン酸の評価はできませんので「葉酸とビタミンB_{12}欠乏ではホモシスチン値が上昇する」と覚えてください。

研修医●なるほど。これは知りませんでした。

指導医●海外ではビタミンB_{12}欠乏の評価ではメチルマロン酸とホモシスチンを主に使用しています。国内でホモシスチンを評価すると，検査結果

が出るまで1週間近くかかりますので，疑った時点で提出しておいてもよいと思います。

ちなみにビタミンB_{12}や葉酸を補充して1週間程度で正常化してしまいます。

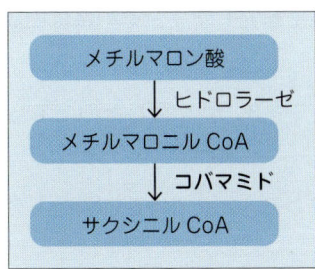

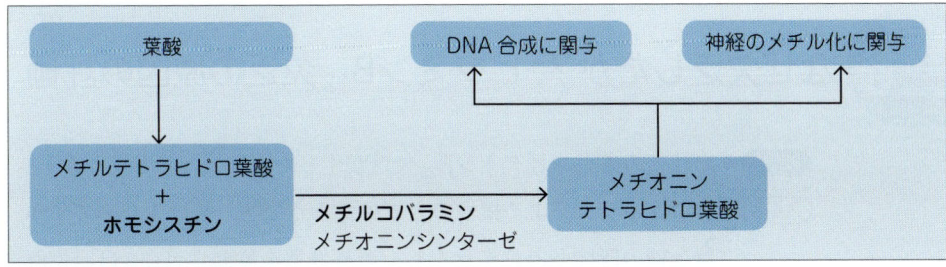

図1 ● ビタミンB_{12}と葉酸
コバマミド：アデノシルコバラミンで，活性型ビタミンB_{12}の1つ
メチルコバラミン：ビタミンB_{12}

> ■ **症例の続き**
> ビタミンB_{12}欠乏を疑い，さらに精査を進めたところ，血清ビタミンB_{12} 104 pg/mLと著明に低下を認めたため，ビタミンB_{12}欠乏による神経障害と診断した。

5 ビタミンB_{12}の補充療法

(研修医)● ビタミンB_{12}欠乏の補充はやはり筋肉注射や経静脈投与のほうがよいのでしょうか？

(指導医)● 経口でも補充は可能です。1日に1,000 μg以上の投与で十分に補充は可能です[13]。経口摂取と筋注のどちらが優れているかは今RCTが進行中です（Project OB12）[14]。

ただし，**神経障害がある場合は筋注や静脈投与を優先すべき**です。神経障害がある場合は1,000 μg筋肉注射を隔日投与し，3週間継続するか，神経障害が改善しなくなるまで継続するほうがよいでしょう[12]。

(研修医)● 胃全摘後で内因子が欠乏している場合も経静脈投与や筋肉注射のほう

　　　　　　がよいのでしょうか？

指導医 ● 確かに内因子があれば摂取したビタミンB_{12}の60％が吸収されますが，ない場合は1％程度まで低下します。しかしながら少ないながら吸収はされるため，補充はできます。国内のメコバラミンの保険適用量は1,500 μg/日であり，しっかり使用すれば大丈夫でしょう[15]。

研修医 ● わかりました。では最初は経静脈投与で補充します。その後は内服に切り替えて，外来フォローとします。
　　　　　ところで，この患者さんはなぜビタミンB_{12}が欠乏したのでしょうか？

指導医 ● よいところに気づきましたね。ビタミンB_{12}欠乏ではその欠乏した原因評価も重要です。

6 なぜ欠乏したか？ ビタミンB_{12}欠乏の原因の評価

指導医 ● ではこの患者でビタミンB_{12}欠乏が生じた原因は何でしょうか？
研修医 ● 食事はバランスよく摂取できていたようです。量は少なめですが。胃全摘の既往もありませんし，萎縮性胃炎や悪性貧血（自己免疫性胃炎）でしょうか？
指導医 ● ほかにもいろいろ原因があります。ビタミンB_{12}欠乏の原因は大きく摂取不足，吸収障害に分類されます。
　　　　　ビタミンB_{12}は肉や魚といった動物性蛋白に含まれているため，それらを摂取しないベジタリアンや神経因性食思不振症，低栄養患者では欠乏のリスクがあります。吸収障害が最も多い原因で，鑑別も多岐にわたります。
　　　　　ちょっと**表3**[12]にまとめてみましょう。

表3 ● ビタミンB_{12}欠乏の原因

機序	原因
摂取量の低下	動物性蛋白の摂取低下（ベジタリアン，神経因性食思不振症，低栄養）
吸収障害	悪性貧血，胃全摘後，Zollinger-Ellison病，food-cobalamin malabsorption，内因子欠損/欠乏，回腸切除後，炎症性腸疾患，吸収不良症候群，小腸過増殖症候群，寄生虫感染，慢性膵炎，薬剤性
使用量の増加	溶血性疾患，HIV

（文献12より）

研修医 ● 確かにたくさんありますね。

指導医 ● ビタミンB_{12}がどのように吸収されるかを理解するとわかりやすいです。

①食事中に含まれる動物性蛋白-ビタミンB_{12}結合体を摂取。
②胃内で塩酸，ペプシンで消化され，ビタミンB_{12}が遊離する。
③遊離したビタミンB_{12}は唾液腺から分泌されるR蛋白と結合し，安定化する。
④十二指腸で膵液と混ざり，R蛋白分解される。
⑤再度遊離したビタミンB_{12}は胃壁細胞から分泌される内因子と結合し，回腸で吸収される[16]。

この機序のどれかが障害される場合に吸収障害が生じます。

研修医 ● 吸収に重要なのは内因子だけではなかったのですね。

指導医 ● そうですね。高齢者におけるビタミンB_{12}欠乏の原因では，food-cobalamin malabsorption (FCM) が53%，悪性貧血（自己免疫性胃炎）が33%，ビタミンB_{12}摂取量の低下が2%，消化管術後が1%，原因不明が11%[10]と，FCMと悪性貧血が原因の大半を占めます。

Food-cobalamin malabsorptionとは

研修医 ● 先生，FCMというのは何なのでしょうか？

指導医 ● FCMは胃酸の分泌障害により，動物性蛋白からビタミンB_{12}を抽出できない病態のことを言います。上記の②の障害ということですね。FCMの主な原因は萎縮性胃炎（ピロリ菌感染も含む），PPIの長期使用，メトホルミンの長期使用が三大原因です。ほかには慢性のアルコール依存，Sjögren症候群，全身性硬化症，小腸細菌過増殖症候群などが挙げられます[10,17]。

研修医 ● この患者さんは……PPIもメトホルミンも使用していますね……。

指導医 ● メトホルミンは糖尿病で長期間使用する患者さんも多いです。それは必要なので仕方がありませんが，PPIは無駄に長期間処方されている患者さんがいますよね。注意すべきだと思います。

研修医 ● 気をつけるようにします。

指導医 ● FCMでは動物性蛋白からビタミンB_{12}の抽出ができないため，非結合ビタミンB_{12}の吸収は良好です。したがって，内服のビタミンB_{12}製剤で十分補充可能と考えられます。

悪性貧血（自己免疫性胃炎）の評価は？

研修医 ● 自己免疫性炎の評価では，抗内因子抗体や抗胃壁細胞抗体を評価する

のでしょうか？

指導医●そうですね．自己免疫性胃炎に対するそれら抗体の感度・特異度は，抗内因子抗体では感度50％，特異度＞98％，抗胃壁細胞抗体では感度＞90％，特異度50％です．前者は診断に有用ですが，除外には向きません．後者は除外には向きますが，診断には向きませんね．

あと，まだ保険適用がありませんので，自費検査になります．抗内因子抗体は2万円ほど，抗胃壁抗体は4,000円ほどであったと思います．ですので，よほど理由がない限りは評価しないといけない検査とは思いませんね．

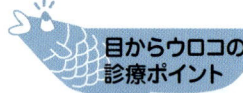
目からウロコの
診療ポイント

- **その1** 外傷患者を診療する際はできる限りその状況，原因を明らかにしたほうがよい．
- **その2** 銅欠乏はビタミンB_{12}欠乏と同様の末梢神経障害と，亜急性連合性脊髄変性症，大球性貧血を認めるため，セットで覚えておいたほうがよい．
- **その3** ビタミンB_{12}欠乏による末梢神経障害では，より急性に発症し，脊髄症症状を伴うことが多く，上肢から発症，または上下肢の症状が認められる．
- **その4** ビタミンB_{12}欠乏は認知機能低下や抑うつ症状，せん妄に関わる．
- **その5** ビタミンB_{12}欠乏による神経障害患者のうち，20％は貧血を伴わない．
- **その6** ビタミンB_{12}欠乏の診断に有用な検査は，血清ビタミンB_{12}濃度，好中球過分葉所見，ホモシスチン値．
- **その7** ビタミンB_{12}の補充は経口投与でも十分に可能．ただし量は1,000μg/日以上とし，神経障害がある場合は静注や筋注を優先する．
- **その8** ビタミンB_{12}欠乏では欠乏した原因も考える．高齢者で多いのはfood-cobalamin malabsorptionと悪性貧血．

文献

1) Berkowitz AL, et al : Neurology. 2013 Mar 19 ; 80(12) : e120-6.
2) Kumar N : Handb Clin Neurol. 2014 ; 120 : 915-26.
3) Jain KK, et al : J Neurol Sci. 2014 Jul 15 ; 342(1-2) : 162-6.
4) Xiao CP, et al : Asia Pac J Clin Nutr. 2016 Mar ; 25(1) : 34-8.
5) Saperstein DS, et al : Arch Neurol. 2003 Sep ; 60(9) : 1296-301.
6) Healton EB, et al : Medicine (Baltimore). 1991 Jul ; 70(4) : 229-45.
7) Lachner C, et al : J Neuropsychiatry Clin Neurosci. 2012 Winter ; 24(1) : 5-15.
8) Reynolds E : Lancet Neurol. 2006 Nov ; 5(11) : 949-60.
9) Andrès E, et al : J Fam Pract. 2007 Jul ; 56(7) : 537-42.
10) Dali-Youcef N, et al : QJM. 2009 Jan ; 102(1) : 17-28.
11) Hattersley PG, et al : West J Med. 1974 Sep ; 121(3) : 179-84.
12) Hunt A, et al : BMJ. 2014 Sep 4 ; 349 : g5226.
13) Eussen SJ, et al : Arch Intern Med. 2005 May 23 ; 165(10) : 1167-72.
14) Sanz-Cuesta T, et al : BMC Public Health. 2012 May 31 ; 12 : 394.
15) Kuzminski AM, et al : Blood. 1998 Aug 15 ; 92(4) : 1191-8.
16) Andrès E, et al : CMAJ. 2004 Aug 3 ; 171(3) : 251-9.
17) Andrès E, et al : Am J Med. 2005 Oct ; 118(10) : 1154-9.

3 良性発作性頭位変換性めまい症

症例
54歳女性。主訴は回転性のめまいで来院した。朝起床時に寝返りを打った際に回転性めまいが出現した。難聴や耳鳴は認められず。めまいは1分ほど安静にすると改善した。その後も臥位から座位、座位から臥位となる際に回転性めまいが出現したため、来院。複視や呂律障害は認められなかった。頭部外傷歴はない。

1 BPPVの診断——ここがポイント！

病歴は"起床時のめまい"ではなく，"寝て生じるめまい"が大事

(研修医)●これは良性発作性頭位変換性めまい症（benign proximal positional vertigo；BPPV）を考えます。

難聴や耳鳴などの蝸牛症状，呂律障害や複視などの脳幹症状は認められず，起き上がった際に回転性めまいが出現し，安静で改善している病歴は特徴的だと思います。

(指導医)●BPPVをまず疑うということは賛成ですが，よく言われる「起き上がる際に回転性めまいが生じる」という病歴は果たしてBPPVに特異的なのでしょうか？

(研修医)●そうだと思っていましたが，違うのでしょうか。

(指導医)●すべてのめまい症は起き上がると増悪します。

めまい症，特に回転性めまいは三半規管，前庭神経，小脳虫部，扁桃の異常で生じることが多いですが，人間，臥位よりも座位や立位のほうがそれら器官への入力信号は多くなりますよね？　機能が低下していればその分，処理能力が落ちているということなので，当然増悪すると思いませんか？

BPPVを最も示唆する病歴は「臥位になるときにめまいが増悪する」という病歴なのです（表1）[1]。他の疾患では臥位になれば，症状は変わらないか，軽快しますが，臥位になることが誘発となるならばそれはBPPVと言えます[1]。

表1 ● BPPVを示唆する病歴/示唆しない病歴

BPPVを疑う

	オッズ比（OR）
臥位になるときにめまいが強い	15.5［7.3〜33.1］
頭の運動でめまいが強い	8.4［3.5〜19.9］
前屈でめまいが強い	4.1［1.2〜13.7］
めまい発作の間欠期にはめまいがない	2.0［1.0〜3.8］

BPPV以外を疑う

	オッズ比（OR）
耳の痛み，耳漏あり	0.2［0.1〜0.6］
片側の難聴増悪	0.2［0.1〜0.6］
片側の耳鳴	0.4［0.2〜0.8］
20分以上持続	0.1〜0.3

めまいを主訴に来院した619名の患者群で病歴を評価したスタディ。
［ ］内は95％信頼区間（CI）

（文献1より）

研修医 ● ではこの患者さんで注目すべき点は座位から臥位でも回転性めまいが増悪したという病歴なんですね。

指導医 ● その通りです。この病歴を意識して聴取することがポイントです。また後で説明しますが，寝返りで発症したというのも重要なポイントです。

身体所見は"どの三半規管"のBPPVかを意識して評価する

指導医 ● では，BPPVの評価はどうしましょうか。

研修医 ● Dix-Hallpike試験をします！　これは何例か行ったこともありますのでやり方も完璧です。

指導医 ● Dix-Hallpike試験ではどの三半規管のBPPVが評価できますか？　また，どのような眼振が誘発されるのでしょうか？　さらに言うと，この患者さんではDix-Hallpike試験でよいのでしょうか？

研修医 ● どの三半規管……？　どのような眼振……？

指導医 ● 三半規管は前半規管，後半規管，水平半規管の3つありますよね（**図1**）。さらに左右で合計6つありますのでBPPVも6タイプあります。あと複数の三半規管のBPPVも含めると，もっと多いですね[2]。
それぞれのBPPVの特徴を**表2**[2]に示します。
一番多いのが後半規管のBPPVで，60〜90％を占めます。次に多いのが水平半規管のBPPVで10〜40％となります。日常診療でよく診察するのはこの2つのタイプになります。前半規管のBPPVは非常に稀であり，頭部外傷や，他のBPPVの治療後に出現することが多いですね。複数半規管のBPPVも同様，頭部外傷後に多く，全体の1.5〜5.0％程度と言われています[2]。

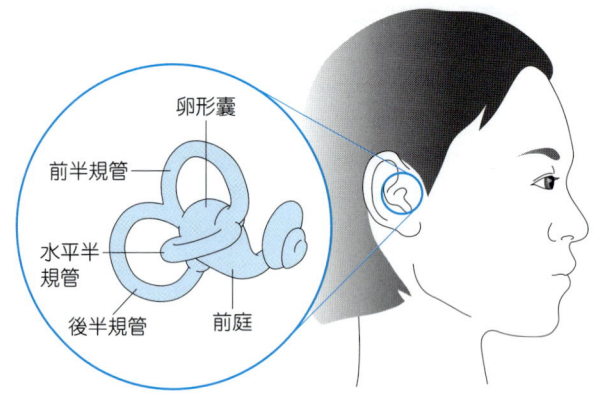

図1 ▶三半規管

表2 ▶BPPVの種類と頻度，診断に有用な誘発試験と眼振の特徴

	後半規管	水平半規管	前半規管
頻度	60〜90%	10〜40%	1〜3%
誘発試験	Dix-Hallpike試験	Supine roll試験	Dix-Hallpike試験
眼振の向き	患側上回旋性眼振	重力，反重力方向性眼振	患側下回旋性眼振

（文献2より）

BPPVの誘発試験とそれによる原因半規管の判別

（研修医）● Dix-Hallpike試験は後半規管と前半規管のBPPVが評価可能なのですね．それにしても，Dix-Hallpike試験の患側方向性眼振とか，Supine roll試験の重力方向性眼振・反重力方向性眼振とか，よくわかりません．

（指導医）● まずはそれぞれの誘発試験の方法をまとめます．

■ **Dix-Hallpike試験の方法**

Dix-Hallpikeテストは座位で頭位を右（左）に回旋させた状態で仰臥位（懸垂位）へ体位変換を行う方法（図2）．

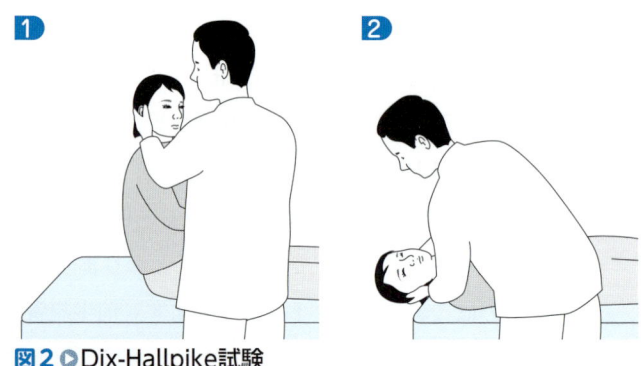

図2 ▶Dix-Hallpike試験

■ **Supine roll試験の方法**

Supine rollテストは仰臥位の状態で頭位を右（左）方向に回旋させ，その位置で維持し，眼振誘発の有無，方向を評価する方法[3]．

（指導医）● これらの誘発試験と，タイプ別（特に多い後半規管と水平半規管）の眼振パターンを（表3）にまとめます。

表3 ● BPPVのタイプと誘発試験による反応

BPPVのタイプ	Dix-Hallpike試験	Supine roll試験
右（左）後半規管	頭位を右（左）回旋し臥位（懸垂頭位）とした際に右（左）方向の上回旋性眼振を生じる 左（右）回旋時には眼振誘発なし	誘発なし
水平半規管（重力方向）	眼振誘発が認められないか，右（左）回旋し臥位とした際に右（左）方向の水平方向性眼振が認められる	臥位にて頸部を回旋させた方向と同じ向きの眼振が認められる（右なら右，左なら左向き）
水平半規管（反重力方向）	眼振誘発が認められないか，左（右）回旋し臥位とした際に左（右）方向の水平方向性眼振が認められる	臥位にて頸部を回旋させた方向と逆向きの眼振が認められる（右なら左，左なら右向き）

（指導医）● どうです，わかりにくいでしょう。

（研修医）● ……はい。

（指導医）● 後半規管は耳介と同じ向きにあると思ってください（図3上）。この状態で頸部を右回旋すると，耳介の向きが矢状断面に平行になりますね（図3下）。この姿勢のまま，後ろに倒れ込み，懸垂位となると……。

（研修医）● これがDix-Hallpike試験ですね。

（指導医）● そうです。右側の後半規管のみを刺激するような運動になりますよね。このとき右後半規管のBPPVならば，右後半規管が刺激され，眼振が誘発されます。眼振の向きは「右・右・右の法則」と覚えるとよいでしょう。これは，ヒトは右を向くときに，右側の三半規管が刺激され，右向きの眼振が生じるということです。このとき後半規管が刺激されれば上回旋性眼振が，前半規管が刺激されれば下回旋性眼振となります。水平半規管の場合は水平方向の眼振となります。

（研修医）● つまり，右後半規管のBPPVならば，頸部を右回旋したときのDix-

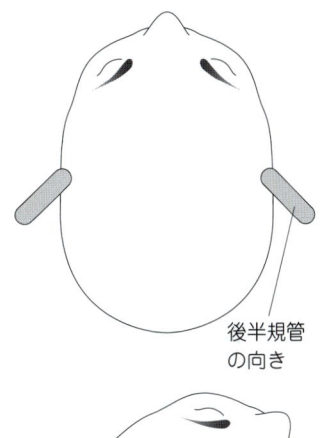

後半規管の向き

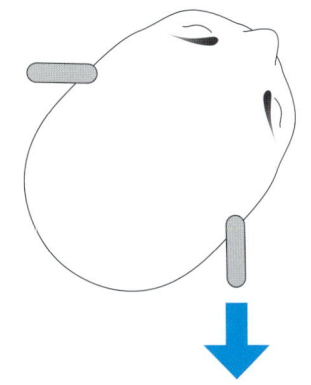

図3 ● 後半規管の位置

Hallpike試験において，右向きの上回旋性眼振が誘発される，ということですね。

指導医● その通り！

ちなみに，前半規管は後半規管から90度の向きにありますので，頸部を右に回旋したDix-Hallpike試験では左側の前半規管が刺激されます。

次にSupine roll試験ですが，これはさらに複雑です。

研修医● 試験自体は簡単そうですね。仰臥位で頸部を右，左に回旋させるだけでしょう。

指導医● 水平半規管は水平方向から30度ほど傾いていますが，これは無視して考えます。仰臥位で頸部を左右に回旋させる行為は水平半規管を特異的に刺激しています。このとき水平半規管のBPPV症例では図4 [4)] のような変化が起きています。

図で見るとわかりやすいと思いますが，耳石の位置がcanal内にあるか，cupulaに付着しているかで眼振が異なるのです。

canal内に耳石がある場合をcanalolithiasisと呼び，Supine roll試験で重力方向性の眼振が生じます。つまり右回旋時は右向き，左回旋時は左向き眼振となります。

cupulaに耳石が付着している場合をcupulolithiasisと呼び，Supine roll試験で反重力方向の眼振となります。つまり右回旋時は左向き，左回旋時は左向き眼振となります。

研修医● 水平半規管のBPPVの場合，患側の評価はどうなるのでしょうか？

指導医● 水平半規管のBPPVの患側の評価は，**重力方向性眼振の場合は眼振がより強いほうが患側，反重力方向性眼振の場合は眼振がより弱いほうが患側**と判断します[5)]。

また，座位で頭部を前屈させた状態を3分保ち，その後速やかに仰臥位とすることで，重力方向性眼振パターンでは健側方向，反重力方向性眼振パターンでは患側方向に眼振が誘発されます。これをlying-down nystagmusと呼び，4割程度で患側が判別可能です[5)]。

研修医● あっ！ そう言えば，「寝返り」で眼振が誘発された，という病歴。これはSupine roll試験を診ているということですか！

指導医● よく気がつきました。その通りです。

この患者さんは病歴の時点で水平半規管のBPPVを疑いました。したがって優先すべきはDix-Hallpike試験よりもSupine roll試験でしょう。

何度も誘発試験をやらされたら患者さんもしんどいでしょうし。

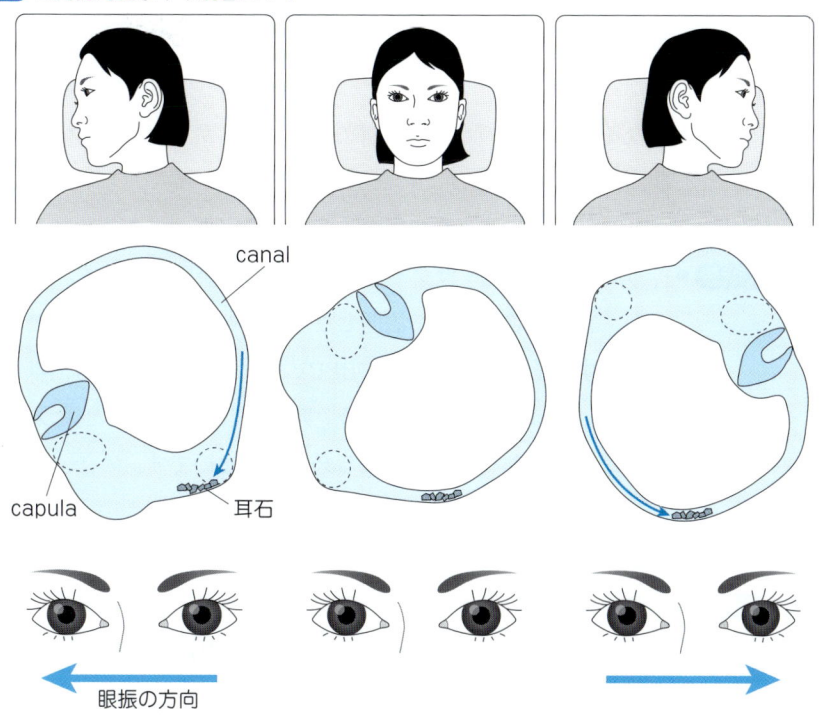

A 重力方向性水平半規管BPPV

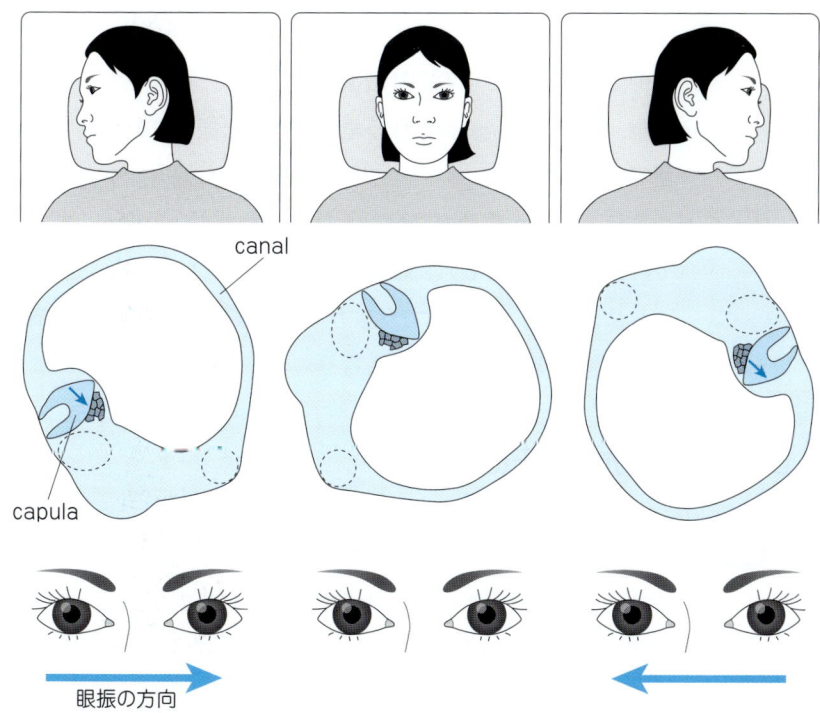

B 反重力方向性水平半規管BPPV

図4 ▶ 水平半規管のBPPVにおけるSupine roll試験

（文献4より）

ちなみに，この患者さんでは，Supine roll試験にて，重力方向性眼振が認められました。また，右回旋時のほうが眼振，症状が強く出ました。

（研修医）● となると，右側の水平半規管のBPPV，しかもcanalolithiasisという診断ですね。
……ところで，ここまで細かく診断する必要ってあるのでしょうか？

（指導医）● そうですね。BPPVはタイプに応じて治療が異なります。
また，誘発試験で今まで説明したパターン以外の眼振が出た場合は要注意です。その場合は安易にBPPVと診断せず，脳梗塞やほかの原因を評価したほうがよいでしょう。**典型例以外はBPPVと扱うべからず。**ゆえに典型的なパターンを知る必要があるのです。

中枢性病変による頭位変換性眼振

（指導医）● 小脳虫部を含む中枢病変でも頭位変換による一過性のめまい，眼振が認められます。それを中枢性頭位変換性眼振（central paroxysmal positional nystagmus；CPPN）と呼びます。
CPPNの眼振は，以下の3パターンが報告されています[6]。
① Supine roll試験により反重力方向の眼振
② 座位→臥位で下方向性眼振
③ 仰臥位→座位で上方向性眼振
座位，臥位の体位変換に伴う垂直方向性眼振はほぼ全例で認められる所見です。

（研修医）● なるほど。確かに誘発試験により眼振やめまい誘発が「ある」「ない」で評価すると落とし穴にはまりますね。
さらにSupine roll試験で反重力方向眼振の所見が得られても，座位，臥位の体位変換による評価も行うべきですね。

2 BPPVの治療方法は？

（指導医）● この患者さんは右側の水平半規管BPPVで重力方向性眼振を認めるタイプと診断しましたね。では治療はどうしますか？

（研修医）● BPPVの治療といえば，Epley法！ と言いたいところですが，違うんですよね？

（指導医）● そうですね。**Epley法は後半規管のBPPVの治療法で，水平半規管のBPPVの治療ではGufoni法**を使います。

後半規管のBPPVの治療：Epley法

指導医 ● Epley法の方法は図5を参照してください。

患側方向の頸部回旋位から開始し，患側の後半規管を一周させるようなイメージで行います．途中まではDix-Hallpike試験と同じであるため，Dix-Hallpike試験で診断がつけばそのままの流れでEpley法へ移行することができます[4]．

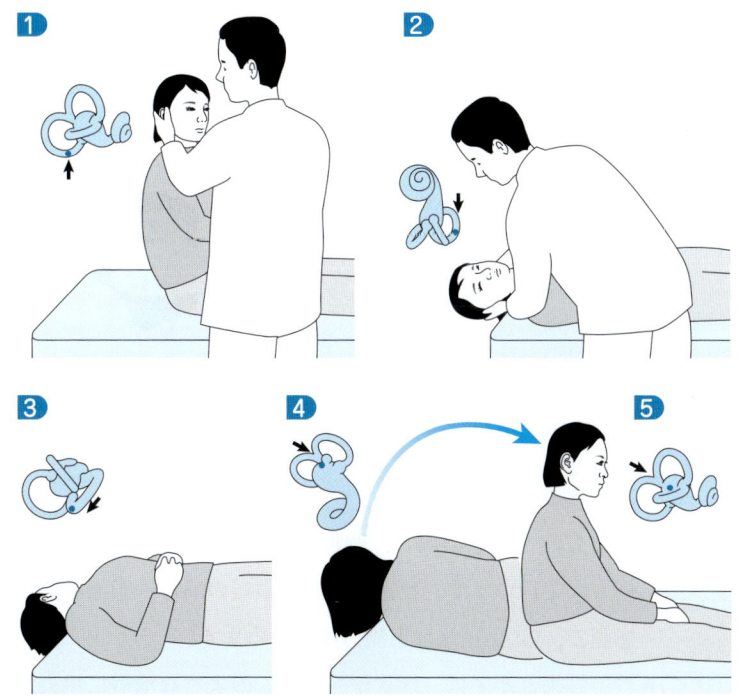

図5 ▶ Epley法（図は右後半規管のBPPVに対する治療）
各姿勢で30秒〜1分保持する．

水平半規管のBPPVの治療：Gufoni法

指導医 ● Gufoni法は図6を参照してください．

端座位で開始し，重力方向眼振パターンでは健側方向へ，反重力方向眼振パターンでは患側方向へ倒れ込み，側臥位となり1分間保持します．その後地面側に45〜60度頭位を回旋させ，その姿勢を2分間保持します．最後は頭位はそのまま維持し，座位に戻ります．

重力方向眼振パターンでは61％，反重力方向眼振パターンでは73％で改善が見込めます[3, 7]．

研修医 ●（これ，向きとか正直覚えにくいなぁ……）

指導医 ● このGufoni法，外来でやろうとしますと，どちらの方向で行うかを忘れることが多いです．そこで，**重力方向，反重力方向眼振パターンどちらでも，Supine roll試験で眼振誘発が弱い向きに行う**，と覚え

図6 ▶ Gufoni法

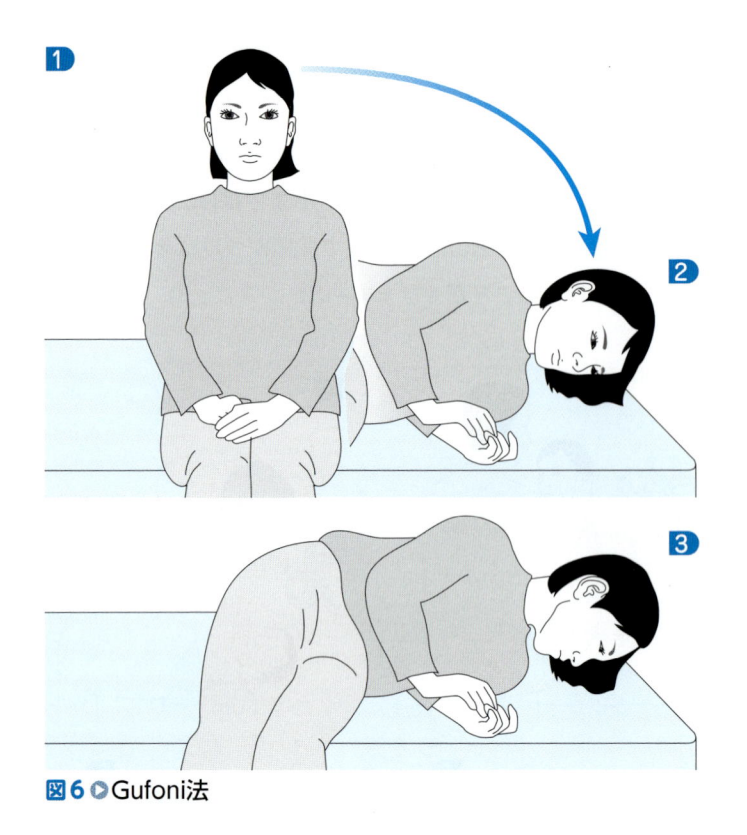

ておきましょう。

　重力方向性眼振の場合，眼振誘発が強い方向が患側でGufoni法は健側方向で行います．反重力方向性眼振の場合，眼振誘発が弱い方向が患側で，Gufoni法は患側方向で行います．

研修医● 救急外来とかでは，症状が強くてこのような治療に協力が得られないことも多いですが，その場合はどうしたらよいでしょうか．

指導医● そうですね，その場合はまず症状を緩和してあげることが大事です．個人的には，制吐薬や，抗ヒスタミン薬を使用することで症状が緩和され，協力が得られるようになる例も多く経験します．

目からウロコの診療ポイント

- **その1** BPPVの病歴で重要なのは，寝て増悪するめまい。すべてのめまい症は立位や座位で増悪する。
- **その2** BPPVの診察では「どの三半規管の問題か」を意識する。Dix-Hallpike試験は後半規管のBPPV，Supine roll試験は水平半規管のBPPVの誘発試験である。
- **その3** 典型的な眼振のみ，BPPVと判断する。非典型的な場合は他の疾患を考慮。特に垂直方向の眼振誘発では中枢病変を疑う。
- **その4** BPPVのタイプに応じた治療を選択する。

文献
1) Zhao JG, et al：Otol Neurotol. 2011 Feb：32(2)：284-90.
2) Kim JS, et al：N Engl J Med. 2014 Mar 20：370(12)：1138-47.
3) Kim JS, et al：Neurology. 2012 Jan 17：78(3)：159-66.
4) Lee SH：J Clin Neurol. 2010 Jun：6(2)：51-63.
5) Han BI：Neurology. 2006 Mar 14：66(5)：706-10.
6) Choi JY：Neurology. 2015 June 2：84(22)：2238-46.
7) Kim JS：Neurology. 2012 Aug 14：79(7)：700-7.

4 急性前庭症候群

症例

68歳男性，主訴は回転性のめまい。

高血圧，糖尿病で投薬を受けている。朝起床時に回転性のめまいを自覚し，救急要請となった。姿勢による変化はなく，難聴，耳鳴りもなし。複視，構音障害など脳幹症状も認められなかった。診察では右向き眼振が認められ，他の神経所見は優位なものは認められず。頭部MRI検査を施行されたが，明らかな新鮮梗塞所見は認められなかった。

1 急性前庭症候群とは

急性前庭症候群の原因

指導医 ● **急性の眼振，回転性のめまい，不安定性，自律神経症状を伴う病態を急性前庭症候群 (acute vestibular syndrome；AVS) と呼びます。**
AVSは脳梗塞や脳出血，頭蓋内病変が原因となる中枢性AVSと，前庭神経炎や蝸牛炎のような末梢性AVSがあり，しばしば鑑別が重要となります。
中枢性ではどこの病変がAVSをきたすでしょうか？

研修医 ● 脳幹，小脳梗塞でしょうか。

指導医 ● 脳幹，小脳のどこですか？ 責任血管は？

研修医 ● いや……わかりません。

指導医 ● AVSの原因となる脳梗塞部位は**図1**の通りです[1, 2]。

研修医 ● 中枢性AVSの原因は後方循環系の脳梗塞が多そうですね。

指導医 ● そうですね。**中枢性AVSの83％が脳血管障害**で，そのうち79％が脳梗塞，4％が脳出血との報告があります。
ほかの原因として，多発性硬化症 (multiple sclerosis；MS)，腫瘍，キアリ奇形，脳外科術後などが挙げられます。特に**MSでは中小脳脚に病変を認め，AVSの原因となる**ことがありますので注意しましょう (**表1**)[3]。

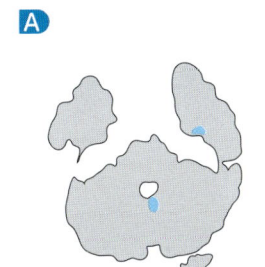

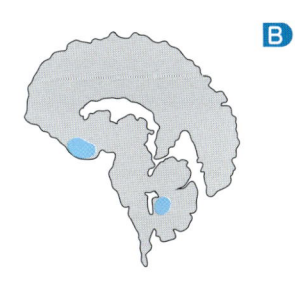

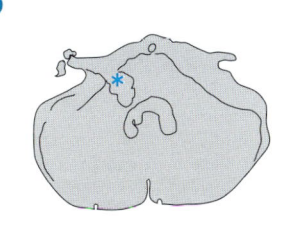

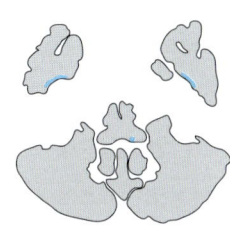

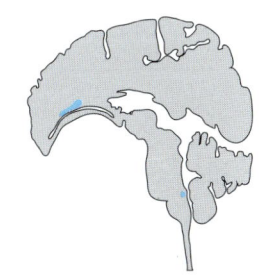

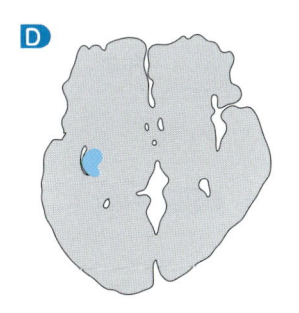

図1 ▶ AVSの原因となる病変部位（回転性のめまい単独で発症する場合の病変部位）

MRI像を図としたもの。
A) 小脳小節の梗塞。後下小脳動脈の内側枝 (medial PICA) 領域
B) 尾側橋の外側，中小脳脚付近。内耳神経の走行部 (*)。前下小脳動脈 (AICA) 領域
C) 延髄外側の前庭神経核を含む病変。PICA領域
D) 島外側を含む病変。中大脳動脈 (MCA) 領域
E) 小脳片葉。PICA領域

（文献1より作成）

表1 ▶ 中枢性AVSの原因

原因	頻度
脳梗塞	79%
脳出血	4%
多発性硬化症	11%
その他（腫瘍，キアリ奇形，術後など）	6%

（文献3より）

2 中枢性AVSと末梢性AVSの鑑別

病歴/所見から

指導医● ではこの患者さんは中枢性と末梢性AVSどちらでしょうか？

研修医● 回転性のめまいと眼振があり，難聴や耳鳴り，脳幹症状はない。頭部MRIまで施行されて脳梗塞所見もないのならば末梢性AVS，前庭神経炎と考えます。

表2 ● 末梢性，中枢性AVSを示唆する情報

	末梢性AVS（前庭神経炎）を示唆する情報	中枢性AVSを示唆する情報
めまい	徐々に発症するめまい	急性発症のめまい めまいの前駆症状を複数回認める
頸部痛，頭痛	伴わない	伴う
年齢	<50歳	>50歳
既往	―	他の脳血管障害リスクを認める 外傷の既往あり
神経所見	異常なし	複視など神経症状を認める HITが正常

（文献3より）

指導医 ● 確かに，所見では眼振以外の神経所見は乏しいですね．まあ，神経所見が明らかに異常ならば迷わず中枢性AVS（**メモ①**）としますが，実際診療で問題となるのはこの症例のような眼振やめまい以外に所見が乏しい症例ですよね．
病歴，所見から末梢性，中枢性AVSを示唆する情報を**表2**[3]にまとめます．
これをふまえたらどうでしょうか？

メモ①　中枢性AVSを明らかに示唆する神経所見

- 方向交代性眼振，起立不可，異常な肢位，神経局所症状，Horner徴候，構音障害，嚥下障害，複視，測定障害，感覚障害，難治性吃逆[4]など．

研修医 ● 発症形式は急性，50歳以上の高齢者で，高血圧や糖尿病の脳血管障害リスクがある点では脳梗塞も考えなければなりませんが，もうMRIでも新規脳梗塞所見はないとの判断ですし，やはり末梢性でよいのではないでしょうか．

指導医 ● この患者さんで注意が必要なのは，やはり脳血管障害リスクがあるということです．めまいを主訴として救急を受診した473例の解析では，脳梗塞を示唆する情報とそのオッズ比（OR）は**表3**[5]の通りでした．

研修医 ● なるほど，眼振以外の神経所見が乏しくても，脳血管疾患リスクが高いならば中枢性AVSは否定困難ということですね．それで頭部MRIを評価したと．頭部MRIで新規梗塞がないならばもう大丈夫，という流れですね（結局末梢性AVSで合ってるじゃないか）．

指導医 ● なぜ頭部MRIを評価したかはわかりません．救急ではルーチンでしているのかもしれません．

表3 ● 脳卒中によるめまいを示唆する情報

脳卒中を示唆する情報	オッズ比（OR）
年齢（1歳ごと）	1.04［1.00～1.07］
冠動脈疾患既往歴	3.33［1.06～10.5］
脂質異常症	3.62［1.24～10.6］
高血圧症	4.91［1.46～16.5］
つぎ足歩行の明らかな異常	3.13［1.10～8.89］
診察医の印象	18.8［4.72～74.5］

［　］内は95％信頼区間（CI）

（文献5より）

ただ1つ言えることは，AVSにおいて頭部MRIを評価する場合は注意が必要ということです。

中枢性AVSにおける頭部MRIの注意点

指導医 ● 1つ以上の脳梗塞リスクをもつAVS患者190例で頭部MRIを評価した研究があります（**メモ②**）[6]。この研究で最終的に脳梗塞と診断されたのは105例であり，14％が梗塞巣径≦1cmの小梗塞，残りが＞1cmの大梗塞でした。

注目すべきは，頭部MRIの感度です。初期の頭部MRIの感度は小梗塞群で46.7％，大梗塞群で92.2％と，小梗塞群の半分以上で見逃された結果でした[6]。

メモ②　研究概要[6]

- 1つ以上の脳梗塞リスクをもつAVS患者190例の前向き研究。
- 全例で画像評価（MRI）とHINTS plus（後述）を評価された。
    - 初回頭部MRIが正常でも中枢症状が認められた場合はMRIをフォロー。
- 190例中，最終的に脳梗塞と診断されたのは105例。
    - その14％が梗塞範囲≦1cmの小梗塞であった。
    - 発症からMRI撮影までは小梗塞群で平均12時間［範囲6～48］，大梗塞群で平均12時間［範囲5～24］。
- 脳梗塞の部位。
    - 最も多い前庭構造の障害部位は下小脳脚で73％で認められた。
    - 延髄外側梗塞は60％で認められたが，そのうち2/3はAVSのみで発症。Wallengerg症候群は1/3のみであった。
- 頭部MRIとHINTS plusの感度（**表4**）。

表4 ● 中枢性AVSに対する頭部MRIとHINTS plusの感度

	小梗塞症例の感度	大梗塞症例の感度
初期MRI	46.7%	92.2%
HINTS	93.3%	96.7%
HINTS plus	100%	98.9%

- 来院時のMRIでは小梗塞例の半数以上を見逃す。大梗塞ではMRIの感度は良好であるが，それでも7.8%は偽陰性となる。
- HINTSやHINTS plusの感度は高く，MRIよりも見逃しが少ない。

(研修医)● そんなに感度が低いのですか。ではMRIが陰性でも否定ができないじゃないですか。

(指導医)● AVSや脳幹梗塞においてMRIを過信してはいけないということです。また評価する場合は脳幹，小脳を2〜3mmスライスで評価してもらうことが推奨されます。

(研修医)● AVSにおいて，中枢性AVSの否定は難しいですね。何かよい方法はないのですか？

(指導医)● AVSにおける中枢性，末梢性の判断にはHINTS plusが有用です。

HINTS plusによるAVSの評価

(研修医)● HINTS plus……あ，**メモ②**の論文に載っていますね。小梗塞でも感度が100%と，すごい！　でもこれは何なのでしょうか？

(指導医)● HINTSというのは，Head Impulse test (HIT)，direction-changing nystagmus，skew deviationの3つの所見を意味します。HINTS plusはHINTSに加えて「難聴」を加えたものです。
それぞれの所見を説明します。

■HINTS

◆HIT

患者の頭位を急速に回旋させる際の頭位眼球反射を評価する方法。頭位眼球反射は前庭機能が低下している場合に異常となるため，前庭神経炎など末梢性AVSでは頭位眼球反射が低下する。一方，中枢性AVSでは頭位眼球反射は保たれる。
▶HITの評価方法（変法）
- 患者は座位で，検者は患者の正面に立つ。
- 患者の顔面を両手で保持し，20度程度右（左）に回旋させる。
- その状態で患者に検者の鼻を見続けてもらうように指示し，素早く頭位を正中に戻す。

- 頭位を戻した際，患者の目線がずれずに鼻を見続けていることができれば頭位眼球反射は正常と判断できる。
    頭位眼球反射が正常 ＝ 前庭機能は正常であり，AVSの原因は中枢の可能性が示唆される → これをHITの中枢パターンと表現する。
    頭位眼球反射が異常 ＝ 前庭機能が低下しており，AVSの原因は前庭神経，前庭にあると考えられる → これをHITの末梢パターンと表現する。

前庭神経炎の場合，患側方向に頸部を回旋させた際にHITで末梢パターンを生じる。反対側では中枢パターンとなるため，左右差を確認することも重要である。

◆ direction-changing nystagmus（方向交代性眼振）
注視方向により眼振の向きが異なる所見。

◆ skew deviation（斜め方向の眼偏倚）
skew deviationは両側眼位がズレる所見のことを意味する。中枢から眼位調節のための信号入力に左右差が生じ，眼球の位置が左右で異なると説明される。眼球位置のズレを補正しようとして頭位を傾けることもある。
▶ skew deviationの評価方法
- 患者の正面に立ち，患者に検者の鼻を見続けてもらうように指示する。
- 検者の手で患者の片方の眼を覆い，その後素早く覆った手をどける。
- どけた瞬間の眼位を評価し，偏倚しているかどうか，どけた後に正中に戻る運動を評価する。両側で行う。

眼位のズレは注視により補正されてしまうため，片眼ずつ手で覆い，注視による補正を解除することが必要となる。覆った手を退ける瞬間にその眼位と正中に戻る運動を評価するのがポイント。フレンツェル眼鏡があればより容易に評価は可能となる[7]。

(指導医) ● 中枢性AVSに対する，HIT，HINTS，HINTS plusの感度，特異度は**表5**[8]の通りです。

(研修医) ● まずはHITを理解し，会得すべきですね。それでも1割弱は見落とすので，他のskew deviationや方向交代性眼振を評価する，と。でも難聴は中枢性のサインなのですか？ てっきり難聴は末梢性を示唆すると思っていました。

(指導医) ● HITには1つ，大きな欠点があるのです。
先ほどのHITの説明において，前庭機能が低下している場合，つまり前庭神経や前庭の障害でHITが末梢パターンとなると説明しましたね。
脳梗塞で前庭や前庭神経機能が低下するものが2つあるのですが，わかりますか？

表5 中枢性AVSに対する，HIT，HINTS，HINTS plusの感度，特異度

	感度（%）	特異度（%）	LR（+）	LR（-）
HIT	91 [85～95]	100 [96～100]	＞91	0.1 [0.1～0.2]
HINTS	97 [92～99]	99 [93～100]	64 [9～446]	0.03 [0.01～0.1]
HINTS plus	99 [96～100]	97 [90～100]	33 [8～128]	0.01 [0～0.1]

AVSで救急を受診した190例における評価（前庭神経炎35%，脳梗塞60%，他中枢疾患6%）
[　]内は95%信頼区間（CI）

（文献8より）

研修医● 前庭神経核の限局的な梗塞ならばそうなりそうですね。

指導医● 1つはそうです。PICA梗塞における前庭神経核の限局的な脳梗塞ではHITで末梢パターン（頭位眼球反射の低下）が認められます[9]。ただし，こちらは非常に稀であり，Pubmedで検索して症例報告は1例のみでした。

もう1つが重要で，それはAICA梗塞です。

PICA梗塞，SCA（上小脳動脈）梗塞におけるHITの感度は99% [96～100] ですが，AICA梗塞におけるHITの感度は62% [35～88] と低いのです[3]。

研修医● それはなぜでしょうか？

指導医● AICAは小脳や脳幹だけではなく，前庭神経そのものや，内耳にも栄養しているのです。したがってAICA梗塞では，内耳梗塞も合併します[10]。AICA梗塞症例82例の解析では，AICA梗塞は主に6パターンに分類されます（**表6**）[10]。

AICA梗塞では回転性めまいは全例で認められ，また眼球運動障害や

表6 AICA梗塞の症候パターン

パターン	A	B	C	D	E	F
頻度	42.7%	15.9%	3.7%	4.9%	29.3%	1.2%
回転性めまい	○	○	○	○	○	○
聴覚障害	○	○	○			○
前庭障害	○	○		○		○
聴前庭機能正常					○	
眼球運動障害	○	○	○	○	○	
他の神経障害あり	○	○	○	○	○	
聴前庭症状の前駆症状あり		○				

○は認める所見

（文献10より）

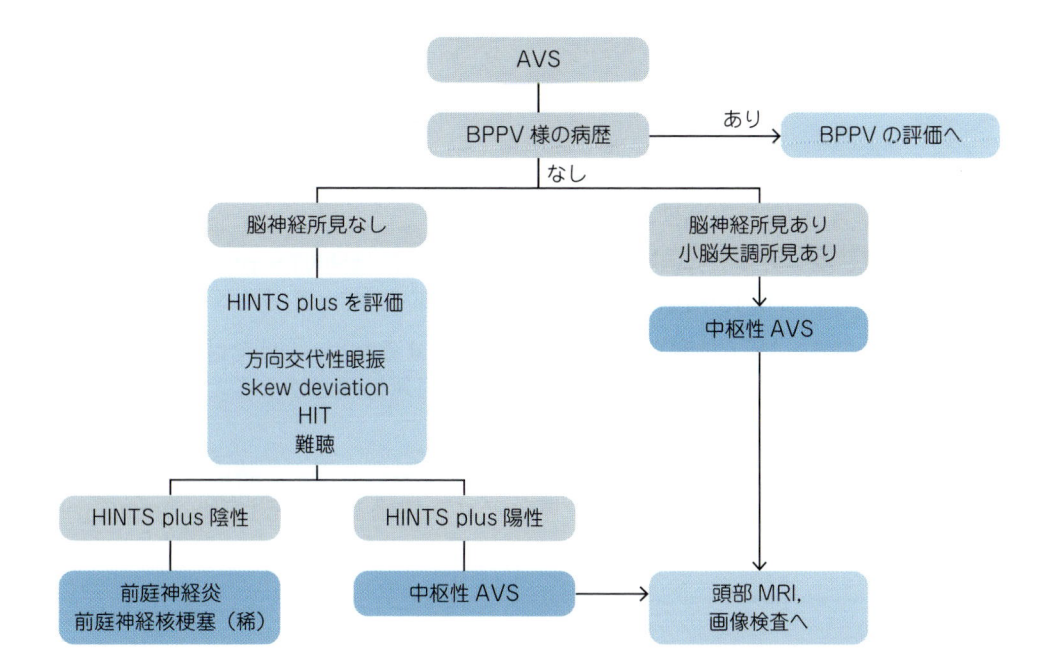

```
                        AVS
                         │
                   BPPV様の病歴 ──あり──→ BPPVの評価へ
                         │なし
              ┌──────────┴──────────┐
         脳神経所見なし          脳神経所見あり
                                小脳失調所見あり
                │                      │
         HINTS plus を評価              ↓
          方向交代性眼振            中枢性AVS
          skew deviation
              HIT
             難聴
          ┌───┴───┐                    │
   HINTS plus陰性  HINTS plus陽性        │
        │            │                 │
    前庭神経炎      中枢性AVS ─────→ 頭部MRI,
   前庭神経核梗塞（稀）                画像検査へ
```

HIT 末梢パターン。難聴（＋）→ 内耳梗塞（AICA）もしくは蝸牛炎
HIT 中枢パターン → PICA 梗塞
方向交代性眼振，skew deviation → PICA 梗塞，AICA 梗塞

図2 ● AVSの鑑別フローチャート

他の神経所見も高頻度に認められます（**表6** パターンA〜E）。したがってパターンA〜Eならば中枢性AVSの鑑別に困ることはあまりないでしょう。

問題はパターンFになります。回転性めまいのみで，ほかに神経所見が認められないパターンです。これが内耳梗塞ですが，内耳梗塞には聴前庭障害，つまり難聴や耳鳴を認めるため，そこをHINTS plusで拾い上げるということです。

(研修医) ● HINTS plusってすごいのですね。MRIで拾えない脳梗塞を拾い上げられる。

(指導医) ● その通りです。

この症例は前庭神経炎として入院しましたが，その後も改善が乏しく，コンサルトを受けました。血管イベントリスクがあり，HITを評価すると中枢パターンであったため，再度頭部MRIを3mmスライスで行ったところ，小脳小節に数mmの梗塞巣が認められました。
AVSの鑑別ポイントをまとめると**図2**のようになります。

> **目からウロコの診療ポイント**

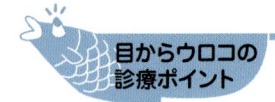

- **その1** ほかに神経所見を認めない，回転性めまい，眼振患者の病歴では血管イベントリスクの評価が重要。血管イベントリスクが高ければ脳梗塞を疑うべき。
- **その2** 末梢性AVS，中枢性AVSの鑑別にはHINTS plusが有用。特にHITは感度，特異度共に良好であり，知っておくべき所見である。
- **その3** AICA梗塞では内耳梗塞を併発するため，HITでは末梢パターンを呈する。その場合は難聴の有無に注目することが鑑別に有用となる。
- **その4** 脳幹病変の頭部MRIは感度不十分と心得よ。特に＜1cmの小梗塞では半数以上を見落とす。評価するならば2～3mmのthin sliceで。

文献

1) Kim HA, et al：J Neurol Sci. 2012 Oct 15；321(1-2)：17-22.
2) Burger KM, et al：Neuroimaging Clin N Am. 2005 May；15(2)：297-324.
3) Tarnutzer AA, et al：CMAJ. 2011 Jun 14；183(9)：E571-92.
4) Park MH, et al：J Neurol Neurosurg Psychiatry. 2005 Jan；76(1)：95-8.
5) Chase M, et al：Mayo Clin Proc. 2014 Feb；89(2)：173-80.
6) Saber Tehrani AS, et al：Neurology. 2014 Jul 8；83(2)：169-73.
7) Newman-Toker DE, et al：Neurology. 2008 Jun 10；70(24 Pt 2)：2378-85.
8) Newman-Toker DE, et al：Acad Emerg Med. 2013 Oct；20(10)：986-96.
9) Kim HA, et al：Stroke. 2010 Jul；41(7)：1558-60.
10) Lee H：J Clin Neurol. 2009 Jun；5(2)：65-73.

5 副腎不全

症例

76歳男性。慢性経過の下痢，食欲不振で来院。半年程前より嘔気，食欲不振，下痢があり，入院し上下部内視鏡検査や血液検査，腹部CT検査などを施行するも原因は認められなかった。症状は1カ月程度で自然に軽快したため退院となったが，その後も倦怠感は持続。1カ月ほど前より再度下痢の回数が増加（1日2～3回）し，活気も低下，立ちくらみがあり臥床がちとなった。抑うつ気分も認められたため来院した。半年間で5kgの体重減少があり，家人より物忘れが増加しているように感じられるとの報告があった。歩行障害や転倒，外傷歴はない。

喫煙，飲酒歴：特になし。

内服：特になし。

バイタルサイン：意識は清明。血圧96/50mmHg，心拍数 86/分（整），呼吸数 18回/分，体温 36.8℃。BMI 18。

眼瞼結膜蒼白なし。眼球結膜黄染なし。顔色や体幹皮膚はやや蒼白気味。舌乳頭萎縮なし。口角炎なし。甲状腺触れず。

呼吸音，心音正常。

腹部は平坦，軟。圧痛なし。腫瘤触れず。蠕動音は正常。

乳頭部，四肢の皺の色素沈着はなし。明らかな筋萎縮は認めない。四肢の浮腫なし。

徒手筋力試験は上下肢ともに5/5年齢相応。

四肢の触覚，痛覚障害なし。深部腱反射の遅延，亢進なし。MMSE 27。

血液検査データ：WBC 4,600/μL（好中球54%，好酸球5.5%，リンパ球 40%），Hb 12.4g/dL（MCV 87fL），血小板24万/μL，AST 20 IU/L，ALT 18 IU/L，ALP 220 IU/L，γ-GT 40 IU/L，LDH 220 IU/L，TP 6.1g/dL，Alb 3.0g/dL，BUN 24mg/dL，Cr 1.1mg/dL，Na 136mEq/L，K 3.4mEq/L，Cl 102mEq/L，CRP 0.4mg/dL，ビタミンB_{12} 460pg/mL，葉酸値 7.4ng/mL，TSH 5.1μIU/mL，FT_4 1.01ng/mL。

1 認知症やうつ病と言う前に考えるべきもの

研修医●外来で受診された患者さんです．半年前からの嘔気，食欲不振，下痢，体重減少があり，1カ月前より抑うつ気分や記憶力の低下などが認められているようです．嘔気と食欲不振で半年前に一通りの検査はされているようですが，明らかな原因は認められませんでした．身体所見ではるい痩があり，血圧が低め，皮膚がやや蒼白なのが気になりましたが，ほかはあまり有意な所見は認めませんでした．血液検査も行ったのですが，特に異常は認められず，行き詰まってしまいまして……．うつ病や認知症によるものなのでしょうか？

指導医●高齢者の不定愁訴や記憶障害，抑うつ症状ではうつ病や認知症と診断してしまうことも多々目にしますが，器質的疾患や治療可能な疾患の除外が最優先ですね．5kg/6カ月の体重減少や抑うつ症状，記憶力の低下はうつ病や認知症でも説明がつくかもしれませんが，器質的疾患でこのような症状をきたすものは何がありそうか考えてみましょう．

体重減少の原因は？

指導医●通常，体重は50〜60歳までは増加し，その後1〜2kg/10年程度で低下していくのが一般的です[1]．6カ月〜1年間で4.5〜5kg以上の体重減少がある場合は明らかに異常と考えます[2]ので，この患者さんの体重減少はひどいですね．しかも，るい痩もあります．高齢者における体重減少の原因にはどのようなものがありますか？

研修医●高齢者の食欲低下，体重減少の原因は，社会的要因，機能的要因，精神/神経的要因，消化管障害，薬剤，全身疾患の6つで覚えています（**表1**）．

表1 ● 高齢者における体重減少の原因

社会的要因	貧困や料理ができない，買い物ができない，好き嫌いなど
機能的要因	嚥下困難，味覚障害，嗅覚障害
精神/神経的要因	うつ病や認知症，アルコール依存，ボディイメージの障害
消化管障害	下痢や嘔吐，吸収不良，便秘症，萎縮性胃炎，慢性膵炎，嘔吐，肝硬変
薬剤性	様々
全身疾患	心不全や呼吸器疾患，感染症，悪性腫瘍，内分泌疾患，膠原病など

- 指導医 ● やりますね。社会的要因や機能的要因の評価がしばしば抜け落ちることが多く，このようにしっかりと系統立てて覚えることが重要ですね。
- 研修医 ● この患者さんでは社会的要因や機能的要因は認められませんでした。強いて言えば消化管障害や全身疾患ですが，以前の上下部内視鏡や腹部CTを含めた精査では異常は認められていません。

治療可能な認知障害の原因は？

- 指導医 ● この患者さんでは1カ月ほど前から物忘れが増えたと家人からの訴えがあり，抑うつ症状も認められているのですね。これらで重要なのは当然治療可能な原因が隠れていないかの評価ですよね。特にこの症例のような早い経過の認知機能低下（1～2年以内）では，より治療可能な疾患が隠れている可能性が高まります[3]。治療可能な認知障害ではどのような疾患がありますか？
- 研修医 ● 薬物や毒素性，全身疾患の急性期，中枢感染症，内分泌疾患，自己免疫性疾患，正常圧水頭症，てんかん発作，脳腫瘍です。
- 指導医 ● よく勉強していますね。その通りです。**表2**[3,4]にまとめましょう。

表2 ● 治療可能な可能性がある認知障害の原因

原因	疾患
自己免疫性	急性散在性脳脊髄炎，抗GAD65抗体症候群，Behçet病，辺縁系脳炎，多発性硬化症，神経ループス，サルコイドーシス，Sjögren症候群，再発多発性軟骨炎，ステロイド感受性脳炎，橋本脳症
血管性	CNS血管炎，硬膜下血腫
薬剤/代謝性	脳腱黄色腫症，橋外ミエリン融解症，肝不全，ビタミンB_1・B_3・B_{12}・葉酸欠乏症，ポルフィリア，腎不全，甲状腺機能異常，副甲状腺機能異常症，副腎不全，Wilson病，重金属中毒，マンガン中毒
悪性腫瘍	脳腫瘍，脳転移，CNSリンパ腫，傍腫瘍症候群（辺縁系脳炎）
精神疾患	うつ病など
感染性	神経梅毒，Whipple病，ライム病，HIV，ヘルペス脳炎
その他	てんかん，非痙攣性てんかん重積，正常圧水頭症

（文献3，4より）

- 指導医 ● これらをふまえて，さらに検査が必要なものがあれば行いましょう。主な問題点は下痢と食欲低下，体重減少ですので，**表2**の疾患については参考程度でよいでしょう。
- 研修医 ● やはりしっかりと評価されているとはいえ，悪性腫瘍は見逃したくないですね。あと内分泌疾患はもう少し調べておきたいです。

指導医 ● どの内分泌疾患を評価しますか？

研修医 ● 副腎不全は評価しておきたいです。前回評価されていませんし。ところで副腎不全ってどうやって評価するのですか？ コルチゾールを測ればよいのでしょうか？

2 副腎不全の評価

副腎不全の症状，所見は？

指導医 ● 副腎不全とは，よいところを突いてきましたね。体重減少，下痢，食欲不振，低血圧，軽度の認知症はすべて説明がつきます。

研修医 ● そうなのですか？

指導医 ● 副腎不全による症状頻度を**表3**[5, 6]に示します。不定愁訴や精神症状，消化管症状が多く，精神疾患や消化器疾患と誤診されることがしばしばあります[5]。それ以外にも副腎不全では聴覚や視覚記憶が低下するとの報告もありますし[7]，退職や職場環境の変化も1/3で認められるという報告もあります[5]。

表3 ● 副腎不全による症状頻度

症状，所見	原発性	二次性	症状，所見	原発性	二次性
倦怠感，意欲低下	84%	64%	腋毛，陰毛減少	24%	45%
体重減少	66%	30%	四肢の疼痛	36%	28%
性欲減退	39%	47%	嘔吐	44%	21%
低血圧	55%	32%	皮膚蒼白	15%	37%
食欲低下	53%	29%	色素沈着	41%	0
頭痛	32%	45%	salt craving*	38%	0
悪心	49%	24%	胃痛	23%	5%
皮膚乾燥	34%	37%	下痢	23%	6%

＊：塩分渇望。塩分を特に欲しがる，味つけが特に濃くなるような病歴。

（文献5，6より）

研修医 ● 不定愁訴や精神症状，消化器症状では常に副腎不全を鑑別に挙げておくべきですね。でも副腎不全といえば低ナトリウム血症や高カリウム血症になりそうですが，それは認められませんね。

指導医 ● 電解質異常は原発性副腎不全で多い所見ですね。原発性副腎不全は副腎が90%異常破壊されることで生じますが，その際糖質コルチコイドのみならず鉱質コルチコイド（アルドステロン）も障害されます。その結果，電解質異常や血圧低下の頻度が上昇します[8]。原発性では低ナトリウム血症の頻度57〜88%，高カリウム血症の頻度は64〜

85％との報告があります[6]。ちなみにトリビアですが，コルチゾールはTSH産生を阻害する作用があり，副腎不全でコルチゾールが枯渇するとTSHは軽度上昇し，4～10 IU/L程度になることがあります[9]。

副腎不全の検査

指導医●副腎不全の検査はやや複雑ですので，フローチャート（図1）を用いてわかりやすく理解しましょう。

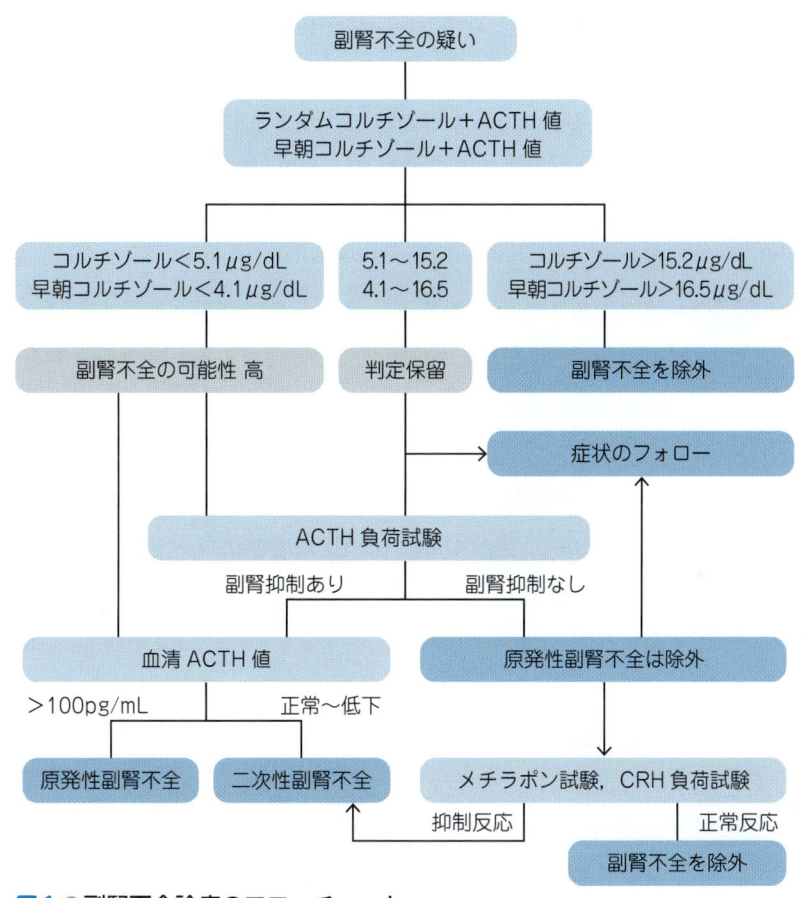

図1 ● 副腎不全診療のフローチャート

まず行うべきはコルチゾール値の評価

研修医●まず行うべきは早朝コルチゾール値か，ランダムコルチゾール値とACTH値の評価ですね。コルチゾールの評価は早朝とランダムと，どちらのほうがよいのでしょうか？

指導医●原則として，早朝コルチゾールです。夜間絶食後，翌朝の8～9時に評価します。早朝コルチゾール＜4.1 µg/dLで感度36％，特異度100％で副腎不全を示唆し，＞16.5 µg/dLでは感度100％で副腎不全

を除外可能です[10]。成書やレビューではカットオフを＜3μg/dL，＞18μg/dLとしていることが多いですね[11]。

(研修医)● ランダムコルチゾールはどう使うのですか？

(指導医)● 実際外来診療をしていて，理想通りに早朝コルチゾールが評価できることって少ないのですよね。患者さんの予約時間や来院される時間も様々ですし。外来で疑っておいて，後日再度早朝コルチゾールを評価するというのも手間がかかります。そのようなときはランダムコルチゾールを使います。ランダムコルチゾール＜5.1μg/dLならば副腎不全を強く疑い，＞15.2μg/dLではほぼ除外可能という研究があります[12]。生理的なコルチゾール濃度のピークは早朝4～8時であり，その後は徐々に低下する動態となりますので[13]，早朝コルチゾールのカットオフ値を使用してもよいと思います。

(研修医)● なるほど。ならばコルチゾール値を評価して，＜3～4μg/dLならば副腎不全と言えてしまうのですね。

(指導医)● 論文上はそうなのですが，実臨床ではランダムコルチゾールが3～4μg/dLでもその後の負荷試験で正常なことも多々ありまして，そのまま信頼するのは要注意です。副腎不全で矛盾しない症状や所見があり，コルチゾール値が測定感度以下ならば確定してもよいと思いますが，迷う場合はその後に負荷試験を行うほうがよいでしょう。また，コルチゾール値が4～17μg/dL程度のグレーゾーンの場合も負荷試験を行います。

(研修医)● わかりました。

副腎不全の負荷試験

(研修医)● 負荷試験にはどのようなものがあるのでしょうか？

(指導医)● ACTH負荷試験，インスリン負荷試験，メチラポン負荷試験，CRH試験などがあります。最初に行うべきはACTH負荷試験です。

(研修医)● なぜでしょう？

(指導医)● 比較的簡単で，安全性も高く，そして外来で可能だからです。原発性副腎不全はACTH負荷試験でほぼ診断がつきます。他の試験は入院管理下で行う必要があります。負荷試験の方法と注意点はメモ①～④にまとめました。

メモ ① ACTH負荷試験[14, 15]

- 安静状態でコルチゾール，ACTHの基礎値を評価。その後ACTH（コートロシン® 0.25 mg）を1 µgもしくは250 µg経静脈投与を行い30分後，60分後にコルチゾールを測定する。
- 判定：負荷後コルチゾール<18 µg/dLで副腎不全と判断する。
- 注意点：ACTH負荷量はどちらでも診断能は変わらない。ACTH負荷試験の原発性副腎不全に対する感度92〜95%，特異度97.5%であるが，二次性では感度64〜83%であり，検査結果が正常の場合は原発性副腎不全の除外は可能であるが，二次性，三次性副腎不全の除外はできない。

メモ ② メチラポン負荷試験[16]

- メチラポンは11β-デオキシコルチゾールからコルチゾールへの合成の経路を阻害し，血中コルチゾールを低下させる。その結果下垂体前葉へのネガティブフィードバックが抑制され，翌朝のACTHが高値となり，11β-デオキシコルチゾールが上昇する。下垂体，副腎機能が低下している場合はその反応が起こらず，11β-デオキシコルチゾールが上昇しない。
- 方法：メチラポン（メトピロン®CP 250 mg）30〜40 mg/kgを前日23〜24時に内服。血糖は1時間ごとにチェック。翌朝8時にコルチゾール，11β-デオキシコルチゾールを測定する。
- 判定：11β-デオキシコルチゾール>7 µg/dL，コルチゾール≦5 µg/dLであれば正常。
- 注意点：副腎不全を誘発する検査のため，基本的に入院管理で血糖やバイタルサインをフォローしつつ行う必要がある。

メモ ③ インスリン負荷試験[16]

- 低血糖状態は最もコルチゾール分泌を促す因子となるため，インスリンにより低血糖を誘発させてコルチゾール分泌能を評価する。
- 方法：インスリン0.1 U/kgを投与し，30分ごとに血糖とコルチゾール値を評価する。
- 判定：血糖<40 mg/dLの状態でコルチゾール<20 µg/dLならば，分泌不全があることを示唆する。
- 注意点：低血糖が誘発できない場合はインスリン投与量を増やして再度行う。低血糖を誘発させるため，高齢者や心疾患がある患者，心血管イベントリスクが高い患者では行うべきではない。

> **メモ ④ CRH試験**[11)]
> - 方法：CRH（ヒトCRH注® 100μg）100μg/m²，小児では1.5μg/kg，最大100μgを経静脈投与し，15分，30分，60分後にACTH，コルチゾール濃度を評価する。
> - 判定：ACTHが基礎値の1.5倍以上増加，もしくは30pg/mL以上となり，コルチゾールが基礎値の1.5倍以上増加，もしくは15μg/mL以上となれば正常と判断。
> - 注意点：視床下部の抑制による三次性副腎不全の評価はできないことに注意。

研修医● ACTH負荷試験は原発性副腎不全に対する感度は高いですが，二次性副腎不全に対する感度は6～8割程度なのですね。

指導医● 二次性はACTH分泌が低下している病態ですので，ACTH負荷には反応します。ただし，ACTH枯渇状態が数カ月持続すると，副腎萎縮が生じ，ACTH負荷への反応が低下します。**ACTH負荷試験が正常でも二次性（下垂体性）や三次性（視床下部性）の可能性は除外できません**ので注意してください。

研修医● その二次性，三次性を評価するのがメチラポン試験やインスリン負荷試験，CRH試験ということですね。

指導医● その通りです。疑った場合はそこまで行う必要があります。**メモ②/③**の通り，メチラポン試験は人為的に副腎不全状態を，インスリン負荷試験は人為的に低血糖状態を誘発する試験ですので，入院管理下でモニタリングしつつ行うべき検査です。CRH試験はその点危険性は低いですが，三次性（視床下部障害）の評価はできません。

研修医● わかりました。ところで，原発性と二次性の鑑別ですが，ACTHの値でできるのでしょうか？

指導医● 原発性副腎不全ではACTHは693pg/mL（範囲[104～1772]）と著明に増加し，二次性副腎不全では13.6pg/mL（範囲[3.6～80.9]）と正常範囲～低下します。**原発性ならばACTH＞100pg/mL，それ以下では二次性**と覚えておくとよいでしょう。

■ **症例の続き**

ランダムコルチゾール＜1.8μg/dL，ACTH 21pg/mL
250μg ACTH負荷試験ピークコルチゾール7.1μg/dL

副腎不全の原因は？

研修医 ● この患者さんは二次性，もしくは三次性の副腎不全ですね．副腎不全の原因にはどのようなものがあるのでしょうか？

指導医 ● 副腎不全のタイプとその原因疾患を**表4**[13, 17]にまとめます．原発性では昔は結核性が多かったのですが，現在は自己免疫性や特発性，悪性腫瘍によるものが多いですね．二次性では下垂体炎（リンパ球性，自己免疫性，IgG4関連疾患），下垂体腫瘍，下垂体卒中，Sheehan症候群，頭部外傷，くも膜下出血後が有名です．三次性ではステロイドの慢性投与がほとんどですね．二次性下垂体不全では下垂体の造影MRI検査，他の下垂体ホルモン（TSH，GH，LH/FSH）分泌不全の評価，プロラクチン，中枢性尿崩症の評価を行います．

表4 ● 副腎不全のタイプと原因疾患

タイプ	特徴	原因
原発性 （副腎）	ACTH非依存性 ACTHは上昇 皮膚色素沈着（+） 他の副腎ホルモンも低下	自己免疫性（70〜90％）：APS，特発性 感染症：HIV，結核 炎症性 悪性腫瘍：リンパ腫，肺癌（35.4％），胃癌（14.3％），食道癌（12.1％），胆道系（10.7％），膵癌（6.9％），大腸癌（5.4％），腎癌（4.3％） 副腎出血，梗塞 薬剤性，遺伝性
二次性 （下垂体）	ACTH依存性 アルドステロンは保たれる （低血圧，高カリウム血症は少ない）	下垂体炎（リンパ球性，自己免疫性，IgG4関連性） 下垂体腫瘍，出産後，放射線療法後 頭部外傷，くも膜下出血，髄膜炎，脳炎
三次性 （視床下部）	長期間のステロイド投与で生じることが多い （Cushing症候群の所見が認められる） アルドステロンは保たれる （低血圧，高カリウム血症は少ない）	ステロイド長期投与，脳腫瘍

APS：autoimmune polyendocrinopathy syndrome

（文献13，17より）

■ **症例の続き**

下垂体MRIでは下垂体，下垂体柄のびまん性腫大，造影効果が認められ，下垂体炎（リンパ球性，自己免疫性，IgG4関連）が疑われた．生検は希望されず，下垂体病変の検査はこれ以上行わなかった．下垂体ホルモンの検査では，ACTHのみ反応が低下しており，他のホルモンは正常であった．最終的に下垂体炎（疑い）による二次性副腎不全と診断された．

副腎不全の治療のポイント

(指導医) ● この患者さんの副腎不全の治療はどうしましたか？

(研修医) ● ヒドロコルチゾン（コートリル®）20mg/日で開始しました。朝起床時に15mg，昼10mg投与としています。投与開始後は活気が戻り，下痢や食欲も改善しています。

(指導医) ● それはよかったですね。副腎不全に対するステロイド補充療法のポイントは何でしょうか？

(研修医) ● ヒトの生理的なコルチゾール分泌量は5～10mg/m^2/日程度なので，ヒドロコルチゾン15～25mg/日を2～3回に分割して開始し，症状が出現しない最少量で維持すること，投与は朝多め，昼，夕は少なめで投与すること，眠前6時間以内の投与は不眠の原因となるので避けることです[11]。

(指導医) ● よく勉強していますね。

あとは患者さんの仕事や活動時間に合わせて調節することも重要です。最近の研究ではヒドロコルチゾン6mg/m^2/日を7～8時に50%，12時に25%，16時に25%投与する方法が最も生理的な分泌に近いという報告もあります[18]。感染症や外科手術，外傷などストレス下でのステロイド増量（**表5**）[9]と，ヒドロコルチゾンの代謝に影響する薬剤や食べ物（**表6**）[9, 19]も重要ですので押さえておきましょう。

(研修医) ● わかりました。ありがとうございます。

表5 ● 侵襲的処置時のステロイド増量

手技	術前必要量	術後必要量
一般外科	麻酔前にヒドロコルチゾン100mg 筋注	ヒドロコルチゾン100mgを6時間ごとに筋注。食事開始になれば通常の2倍量を48時間，その後通常量に減量
一般外科，早期退院可能	麻酔前にヒドロコルチゾン100mg 筋注	ヒドロコルチゾン100mgを6時間ごとに24～48時間。その後通常の2倍量を24～48時間，その後通常量へ
経腟分娩	分娩時にヒドロコルチゾン100mg 筋注	出産後は通常の2倍量を24～48時間。その後通常量へ
マイナー外科，歯科口腔外科手術	麻酔前にヒドロコルチゾン100mg 筋注	通常の2倍量を24時間，その後通常量へ
下剤が必要な腸の処置（大腸内視鏡検査など）	前日入院としヒドロコルチゾン100mg 筋注。処置前に再度筋注	通常の2倍量を24時間，その後通常量へ
他の侵襲的な処置	処置前にヒドロコルチゾン100mg 筋注	通常の2倍量を24時間，その後通常量へ
歯科処置	処置1時間前に朝分を再度内服	通常の2倍量を24時間，その後通常量へ
マイナーな処置	調節の必要なし	症状あれば追加量（20mg程度）

（文献9より）

表6 ● ヒドロコルチゾン代謝に影響する薬剤や食物

CYP3A4誘導 → ヒドロコルチゾン増量	CYP3A4阻害 → ヒドロコルチゾン減量
リファンピシン ミトタン 抗てんかん薬(フェニトイン,カルバマゼピン,フェノバルビタール,トピラマート) エトミデート	抗レトロウイルス薬 甘草 グレープフルーツ

（文献9, 19より）

目からウロコの診療ポイント

その1 高齢者の食欲低下,体重減少の原因は,社会的要因,機能的要因,精神/神経的要因,消化管障害,薬剤,全身疾患を考える。

その2 認知症やうつ病と言う前に,治療可能な器質的疾患を必ずチェックする。

その3 不定愁訴や精神症状,消化器症状では必ず副腎不全を鑑別に挙げる。

その4 副腎不全の検査ではまずコルチゾールを評価。症状が矛盾せず明らかに低下(検出感度以下)していれば副腎不全と診断.疑わしければ負荷試験を。

その5 ACTH負荷試験は簡便な検査であるが,二次性,三次性の除外はできないので注意。二次性,三次性の評価にはメチラポン試験やインスリン負荷試験を。

その6 コルチゾール分泌能低下＋ACTH＞100pg/mLならば原発性副腎不全！

その7 副腎不全の治療にポイントは,
- ヒドロコルチゾン15～25mg/日を2,3回に分割して開始し,症状が出現しない最少量で維持。
- 投与は朝多め,昼,夕は少なめで投与すること,眠前6時間以内の投与は不眠の原因となるので避ける。
- 患者の仕事や活動時間に合わせて調節する。
- ストレス下やヒドロコルチゾンの代謝に影響する薬剤併用時には注意。

文献

1) Chapman IM : Med Clin North Am. 2011 May ; 95(3) : 579-93.
2) Bouras EP, et al : Mayo Clin Proc. 2001 Sep ; 76(9) : 923-9.
3) Paterson RW, et al : Neurol Clin Pract. 2012 Sep ; 2(3) : 187-200.
4) Day GS, et al : Neurodegener Dis Manag. 2014 ; 4(1) : 41-56.
5) Bleicken B, et al : Am J Med Sci. 2010 Jun ; 339(6) : 525-31.
6) Tucci V, et al : Emerg Med Clin North Am. 2014 May ; 32(2) : 465-84.
7) Tiemensma J, et al : Psychoneuroendocrinology. 2016 Jan ; 63 : 170-7.
8) Charmandari E, et al : Lancet. 2014 Jun 21 ; 383(9935) : 2152-67.
9) Husebye ES, et al : J Intern Med. 2014 Feb ; 275(2) : 104-15.
10) Erturk E, et al : J Clin Endocrinol Metab. 1998 Jul ; 83(7) : 2350-4.
11) Salvatori R : JAMA. 2005 Nov 16 ; 294(19) : 2481-8.
12) Kadiyala R, et al : Ann Clin Biochem. 2010 Jul ; 47(Pt 4) : 378-80.
13) Coursin DB, et al : JAMA. 2002 Jan 9 ; 287(2) : 236-40.
14) Dorin RI, et al : Ann Intern Med. 2003 Aug 5 ; 139(3) : 194-204.
15) Ospina NS, et al : J Clin Endocrinol Metab. 2016 Feb ; 101(2) : 427-34.
16) Kazlauskaite R, et al : Endocr Dev. 2010 ; 17 : 96-107.
17) Lam KY, et al : Clin Endocrinol (Oxf). 2002 Jan ; 56(1) : 95-101.
18) Rousseau E, et al : PLoS One. 2015 Aug 28 ; 10(8) : e0135975.
19) Arlt W : J Clin Endocrinol Metab. 2009 Apr ; 94(4) : 1059-67.

6 急性陰嚢痛：精巣捻転

症例

22歳男性。急性の右下腹部痛と嘔気。

特に既往はない。来院当日の午前中，誘因なく右下腹部痛を自覚した。疼痛は歩行で増悪を認めた。午後になり疼痛が増強し，悪心も出現したために救急要請し搬送された。下痢や嘔吐は認めない。

喫煙歴：10本/日を3年間。飲酒：ビール500mL/日。

不特定多数との性行為はあるが，コンドームは使用している。旅行歴なし。既往歴なし。

バイタルサイン：意識清明。血圧128/66mmHg，心拍数94/分（整），呼吸数22回/日，体温36.2℃。

腹部は平坦，軟。圧痛や筋性防御，反跳痛も認められない。

1 下腹部痛を呈する腹部以外の疾患は？

(研修医) ● 今，救急搬入された右下腹部痛の患者さんです。右下腹部の痛みが強く，虫垂炎かとも思ったのですが，腹部所見は乏しいのですよね。

(指導医) ● 確かに，結構痛がっている割には，腹部所見が乏しいですね。

こういうときは自分の経験から言わせてもらいますと，「ある程度限局した腹痛なのに局所の所見が乏しい場合は神経を考えろ」ですね。

(研修医) ● 神経ですか？

(指導医) ● はい。神経痛か，放散痛です。

右下腹部でしたらTh11-12ですよね。したがって下位胸椎か，同じくTh11-12が分布している部位を探します。Th11-12が分布する内臓は，上部尿管と，精巣です[1]。

ちゃんとパンツ脱がせました？

(研修医) ● あ……していません！ チェックしてきます。

■ **研修医による診察**
陰部の診察：右精巣の腫大と圧痛（＋）。

(研修医)● 精巣に腫大と圧痛が認められました。精巣痛が下腹部へ放散していたのですね。

(指導医)● そのようですね。あまり精巣をチェックする習慣がないのと，患者さんも言いたがらないことがありますので，下腹部痛と精巣痛は関連づけて覚えておくとよいでしょう。
反対に，虫垂炎や尿管結石症が精巣痛として発症することもあります[1]。

2 精巣捻転の鑑別

急性陰嚢痛ではまず精巣捻転を評価する

(指導医)● ところで，診察したのは精巣の圧痛と腫脹だけですか？

(研修医)● はい。……あ，プレーン徴候とかですか？

(指導医)● ちょっと急ぎますので，説明は後で，まず診察しましょう。

> ■ 指導医による診察
> 右精巣の腫大と圧痛を認め，触診上精巣は硬い。
> 右精巣は左と比べて挙上しており，長軸の偏倚を認める。精巣挙筋反射は右で消失。

(指導医)● これは精巣捻転ですね。すぐに泌尿器科コンサルトしましょう。

(研修医)● わかりました。連絡します。

コンサルトその後

(研修医)● 精巣捻転ですぐに手術になりましたね。

(指導医)● 急性陰嚢痛，陰嚢腫大でまず行うべきことは精巣捻転の評価です。なぜだかわかりますか？

(研修医)● 虚血の解除が遅れると，精巣を摘出するリスクが上昇すると聞いたことがあります。ゴールデンタイムは6時間以内でしたっけ。

(指導医)● その通りです。6時間以内に虚血が解除できれば9割が温存可能と言われています。12時間経過後から急激に温存率は低下し，12時間以後は10～36%程度のみです[2]。

(研修医)● どのような所見が精巣捻転の可能性を示唆するのでしょうか？

(指導医)● ポイントは精巣の軸と高さ，精巣挙筋反射の有無です。
特に患側精巣が挙上している所見は精巣捻転に対するオッズ比（OR）59，精巣挙筋反射の低下，消失はOR 28と強く精巣捻転を示唆する所見と言えます。

精巣挙筋反射のとり方を**メモ①**で説明します。これは必ず評価できなければならない身体所見の1つですので，自分自身か，彼氏か，旦那さんで試して評価できるようにしておいてください。

プレーン徴候は精巣の挙上で疼痛が増悪する所見で，精巣捻転で有名ですが，あまり診断特性はよくありません[3]。

> **メモ①　精巣挙筋反射**
> - 仰臥位の状態で，大腿の内側をペンなどの尖ったもので軽く引っ掻く。
> - その後同側の睾丸が数秒かけて挙上し，その後元に戻る反射が生じる。
> - 0.5 cm以上挙上すれば正常と判断。それ以下では低下，挙上がなければ消失と判断する。
> - 精巣捻転ではこの反射が低下，消失する（感度99%）[4]。

(研修医) ● わかりました。精巣の軸というのはどのように評価するのでしょうか？

(指導医) ● 精巣の構造を**図1**，**メモ②**で解説します。

精巣は楕円形をしています。そしてその長軸は垂直方向に近い状態です（**図1**）。捻転することでそれが水平方向に偏倚します。

また同様に捻転することで精巣の挙上が生じ，健側よりも高位となります。

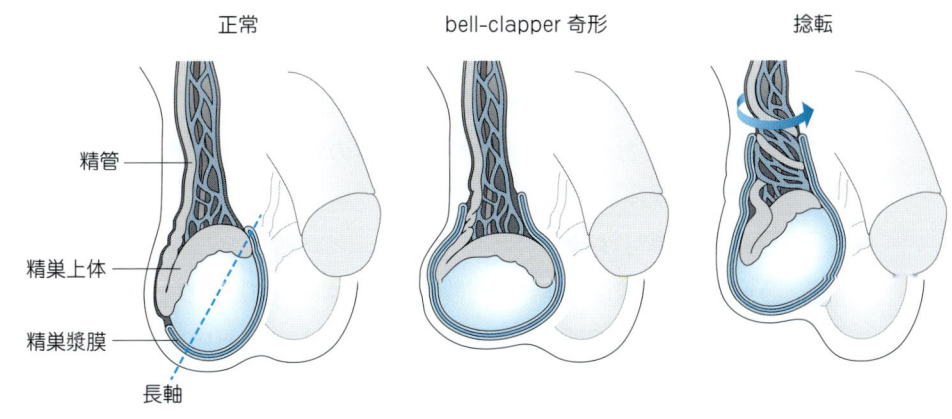

正常　　　　bell-clapper 奇形　　　　捻転

精管
精巣上体
精巣漿膜
長軸

図1 ● 精巣の構造

> **メモ②　精巣の構造**
> - 精巣は楕円状の構造をしており，垂直方向に長軸が認められる。
> - 精巣の後方に精巣上体があり，精巣の上極に精巣上体頭部，下極に尾部があり，尾部から精管が出ている。精巣の前面は精巣漿膜が覆って

いるが，後方では精巣は精巣上体と強く結合し，精巣上体は陰囊後壁と強く結合しているため，捻転は起こりにくい構造となっている。
- 精巣漿膜が精巣全体，精管まで覆う奇形をbell-clapper奇形と呼び，この構造があると捻転が生じやすい。

研修医 ● わかりました。急性陰囊痛でこれら所見があればすぐにコンサルトですね。

指導医 ● それがよいでしょう。

研修医 ● これらが認められなかった場合や，評価に自信がない場合はどうしたらよいですか？

指導医 ● 所見がありそうだけれども自信がない場合，精巣捻転においてはオーバートリアージは許容されます。したがってコンサルトです。もしくは精巣エコーで虚血の評価する方法もあります。

所見が明らかにないのであれば，ほかの原因を評価しますね。ただ完全には精巣捻転を否定できないため，精巣エコーは行いたいところです。

精巣エコーは精巣の腫大，血流の評価，精巣上体の評価が可能です。慣れれば非専門医でも評価できますので，是非勉強してください。

他の急性陰囊痛をきたす疾患（精巣上体炎と精巣垂捻転）を押さえておく

研修医 ● ほかに急性陰囊痛をきたす疾患はどのようなものがあるでしょうか？

指導医 ● 頻度の高い疾患は精巣上体炎/精巣炎と精巣垂捻転ですね。ほかは外傷や精巣梗塞，鼠径ヘルニア，精索静脈瘤，血液疾患（白血病やリンパ腫），精巣腫瘍，特発性陰囊浮腫などがあります[5]。

押さえておくべき疾患はやはり頻度の高い精巣上体炎と精巣垂捻転でしょうね。

研修医 ● 精巣"垂"捻転？

指導医 ● 精巣垂捻転は若年者の急性陰囊痛では精巣捻転よりも多い原因です。Müller管の遺残物である精巣垂が捻転して陰囊痛をきたします。精巣上部に2〜3mmの圧痛を伴う硬い腫瘤が認められ，同部位が青く変色する"blue dot sign"が特異的な所見ですが，感度は10％程度です[6]。これは対症療法だけで改善します。

研修医 ● なるほど。知りませんでした。

指導医 ● 精巣捻転を示唆する所見がなく，さらに精巣上体に限局した圧痛がある場合は精巣上体炎を考えます。

膿尿などの感染徴候があればさらに疑いますが，感度は低いので

除外には使用できません（発熱は16〜27％，排尿困難18％，膿尿34.4％程度）[6, 7]。

(研修医) ● 若い男性の精巣上体炎といえば性感染症！ というイメージがあります。

(指導医) ● その通りですよ。精巣上体炎の原因を**表1**[3]にまとめます。

若年男性では性感染症を，高齢男性では尿路感染症と同じ原因菌を考えます。また小児ではウイルス性が多くなります。

非感染性の精巣上体炎もありますので，見逃さないようにしたいですね。

表1 ● **精巣上体炎/精巣炎の原因**

感染症 <35歳，性行為あり	*Chlamydia trachomatis* *Neisseria gonorrhoeae*	感染症：免疫不全患者	CMV, Cryptococcus, *Pseudomonas aeruginosa*, *Klebsiella pneumoniae*
感染症 >35歳	腸内細菌群（*Escherichia coli* など）	まれな感染症	*Ureaplasma urealyticum* *Corynebacterium* spp. *Mima polymorpha* *Proteus mirabilis* *Brucella* *Treponema pallidum* Filariasis
感染症：小児	Enteroviruses Adenoviruses Mumps *Escherichia coli*	非感染性	サルコイドーシス（30％で両側性），Behçet病 アミオダロン（高用量群で11％），結節性動脈炎 アレルギー性紫斑病（Henoch-Schönlein purpura）（2〜38％で合併） 特発性，外傷後
慢性感染症	結核など		

（文献3より）

> **目からウロコの診療ポイント**

- **その1** ある程度限局した腹痛なのに局所の所見が乏しい場合は神経（神経痛，放散痛）を考える。
- **その2** 下腹部痛と精巣痛は関連づけて覚えておく。
- **その3** 急性陰嚢痛，陰嚢腫大でまず行うべきことは精巣捻転の評価。
- **その4** 精巣捻転評価のポイントは精巣の軸と高さ，精巣挙筋反射の有無。
- **その5** 精巣捻転の診断に迷う場合はオーバートリアージは許容。精巣エコーは虚血の評価に有用。
- **その6** 精巣捻転以外に多い急性陰嚢痛の原因は精巣上体炎，精巣炎と精巣垂捻転。
- **その7** 精巣上体炎，精巣炎では細菌感染が多いが，非感染性疾患も忘れないようにチェック（薬剤や膠原病）。

文献
1) Gordhan CG, et al：Korean J Urol. 2015 Jan；56(1)：3-11.
2) Ta A, et al：Eur J Emerg Med. 2015 Aug 11.
3) Srinath H：Aust Fam Physician. 2013 Nov；42(11)：790-2.
4) Ringdahl E, et al：Am Fam Physician. 2006 Nov 15；74(10)：1739-43.
5) Sharp VJ, et al：Am Fam Physician. 2013 Dec 15；88(12)：835-40.
6) Mäkelä E, et al：Scand J Surg. 2007；96(1)：62-6.
7) Knight PJ, et al：Ann Surg. 1984 Nov；200(5)：664-73.

7 尿路結石症のピットフォール

症例

62歳男性，左側腹部痛を主訴に来院。
来院前日の23時頃より突然の左側腹部の違和感を自覚。徐々に症状が増悪したため，深夜に時間外外来を受診した。悪心・嘔吐は認めず，尿の色はいつもと同様であった。頻尿や排尿時痛は認めない。
既往歴：糖尿病，高血圧，脂質異常症，尿路結石（1カ月前に右側腹部痛あり，近医を受診している）。
内服：アムロジピン 5mg/日，カンデサルタン 8mg/日，メトホルミン 1,500mg/日，ロスバスタチン 5.0mg/日。
バイタルサイン：意識清明。血圧 140/86mmHg，心拍数 82/分（整），呼吸数 22/分，体温 36.2℃。
左側腹部の軽度圧痛と，左肋骨脊柱角（CVA）叩打痛を認める。
尿検査：pH7.0，尿潜血3（＋），尿白血球（－）。
腹部エコー：両側の水腎症（＋），左中部尿管に9.8mmの結石を認める。

1 尿路結石症では排尿の有無のチェックは重要

(研修医)● 今，受診された患者さんです。左尿管結石による疼痛でよいと思います。NSAIDs坐薬を使用して，疼痛は改善傾向にありますので，帰宅させようと思うのですが，よろしいですか？

(指導医)● そうですね……，両側の水腎症があるのですか？
1カ月前に右の尿路結石も診断されているようですね。

(研修医)● そのようです。今回は右側の痛みはありませんでしたので関係ないかと思ったのですが。

(指導医)● 尿検査はできているようですけど，尿量はどの程度でした？

(研修医)● 看護師さんは少量のみ採れたと言っていました。

(指導医)● しっかりと補液を行い，排尿があることを確認してください。両側で閉塞して排尿がないならば泌尿器科を呼ばないと。

> ■腹部CT
> 腹部CT検査を追加したところ，両側の尿管結石，両側水腎症が認められた。
> 補液を行っても排尿は乏しく，完全閉塞をきたしていると考え泌尿器科をコンサルトし，尿管ステント留置を行った。

(研修医)●尿路結石と腎後性腎不全でしたか……。正直なところあまり意識していませんでした。

(指導医)●尿路結石の患者では自尿の有無や量はしっかりと確認すべきでしょう。発症時間とその後の排尿の有無，来院時の膀胱内の尿貯留量をエコーで確認する癖をつけるべきです。
両側の水腎症や，慢性腎不全患者における尿路結石，片腎患者における尿路結石などでは腎不全のリスクがありますので，特に注意してください[1]。

(研修医)●わかりました。

2 発熱や悪寒戦慄を伴う尿路結石はエマージェンシーと考える

症例

61歳女性，左背部痛を主訴に受診。
来院前日に急激に左背部痛が出現したが，我慢していた。来院当日の朝7時30分頃に悪心・嘔吐あり，その後，悪寒戦慄が出現したため来院した。
既往歴：糖尿病，脂質異常症，膀胱炎。
内服：メトホルミン 1,000 mg/日，ロスバスタチン 2.5 mg/日。
バイタルサイン：意識清明，血圧 141/72 mmHg，心拍数 100/分（整），体温 36.8℃，呼吸数 24回/分。
腹部は平坦，軟。圧痛は認めない。左CVA叩打痛陽性。
尿検査：pH 6.5，蛋白3（＋），糖（＋），潜血（＋），沈渣RBC 5〜10/HPF，WBC ＜5/HPF。
腹部エコー：左水腎症（＋），尿管膀胱移行部に6.2 mmの結石像を認める。

(研修医)●今，救急外来で診ている患者さんですが，尿路結石と考えています。鎮痛を行おうと思っているのですが，よろしいでしょうか。

(指導医)●悪寒戦慄があるのですか？ すぐに呼び入れてストレッチャーに寝かせて！ バイタル取り直して，ルート確保，採血，あとCTも。

(研修医)●え？ でも発熱もありませんし……。

■ 症例の続き

バイタルサイン再評価：血圧 82/30 mmHg，心拍数 132/分（整），体温 38.9℃，呼吸数 28/回。末梢は温かく，橈骨動脈の拍動は弱い。

ルート確保を行い，乳酸リンゲルのボーラス投与を開始。

血液検査，血液培養，尿培養を採取し，抗菌薬投与（セフトリアキソン1g）も開始した。

血液検査：WBC 3,500/μL（好中球 74%，リンパ球 24.7%），Hb 12.5 g/dL，血小板 19万/μL，AST 30 IU/L，ALT 50 IU/L，BUN 14.7 mg/dL，Cr 0.8 mg/dL，Na 140 mEq/L，K 4.1 mEq/L，Cl 108 mEq/L，CRP 1.44 mg/dL。

大量補液後，血圧 96/50 mmHg，心拍数 102/分まで改善し，腹部CTを施行。

腹部CT検査：左尿管結石（＋），左水腎症，左腎腫大，左腎周囲脂肪織の混濁。

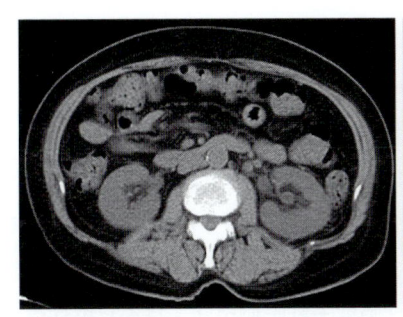

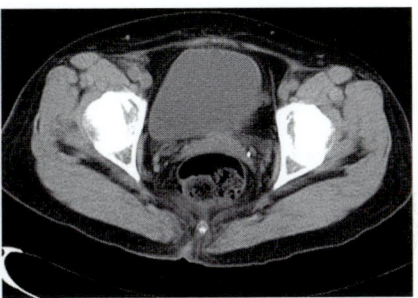

その後，すぐに泌尿器科コンサルトされ，ドレナージを施行。膿性尿が大量にドレナージされ，その後バイタルサインは安定化した。

指導医● いやー，ヒヤヒヤしましたね。

研修医● 正直あのまま放置していたら……と思うと怖いです。
でも，この患者さんでは最初の尿検査で膿尿もありませんでしたし，発熱もありませんでした。疑うキーワードは悪寒戦慄だけでしたね。

指導医● 尿路結石がある場合，尿路感染症でも膿尿を認めないことがあるのです（**表1**）[2]。

表1 ● 尿路結石患者における尿中白血球の尿路感染症に対する感度・特異度

WBC/HPF	感度（%）	特異度（%）	LR（＋）	LR（－）
＞5	86 [67〜96]	79 [75〜84]	4.1 [3.2〜5.3]	0.2 [0.1〜0.4]
＞10	79 [59〜92]	87 [83〜91]	6.2 [4.4〜8.7]	0.2 [0.1〜0.5]
＞15	75 [55〜89]	91 [87〜94]	8.0 [5.4〜12]	0.3 [0.1〜0.5]
＞20	68 [48〜84]	93 [89〜95]	9.0 [5.7〜14]	0.3 [0.2〜0.6]

急性の腎，尿路結石で受診した360例を前向きに評価した研究。
男性例が242例，女性例が118例。尿路感染症を併発していたのは28例（7.8%）であり，男性例は2例，女性例が26例であった。
[ ]内は95%信頼区間（CI）

（文献2より）

(研修医)● 尿路結石で尿路感染症を併発していても14%は尿中白血球が陰性となるのですか。これは知りませんでした。

(指導医)● この研究では360例中28例（7.8%）で尿路感染症を併発していましたが，そのうち男性例では0.8%，女性例では22%と，**特に女性例で注意すべきでしょう**[3]。

そして，尿閉を伴う尿路感染症では，最初はバイタルサインや血圧が安定していても，数分〜数十分の間に急激にショックになることが多々あります。**女性の尿路結石で発熱，悪寒戦慄，膿尿では敗血症が否定されるまで救急室でモニタリング管理を行うべき**だと思います。

3 尿路結石と誤診しやすい疾患は？

(研修医)● 尿路結石における重要な合併症については理解しました。では尿路結石と誤診しやすい疾患というのはどのようなものがあるのでしょうか？

(指導医)● 何と言っても致死的なのは**腹部大動脈瘤**です。ほかに腎疝痛様の疼痛をきたす疾患として，**腎梗塞，虫垂炎，上行結腸憩室炎，精巣や卵巣の疼痛（捻転や感染症），胆嚢炎**が挙げられます[4]。

「6. 急性陰嚢痛：精巣捻転」でも説明しましたが，上部管と精巣（卵巣），虫垂の感覚神経は同じTh11-12が分布しています[5]。したがってこれらの疼痛は類似することがありますし，放散することもあります。

尿路結石疑いでは必ず腹部大動脈瘤をエコーで否定する

(指導医)● ちょっと古い論文なのですが，腹部大動脈瘤破裂 187例中，初診で正しく診断できたのは99例のみであった報告があります[6]。この報告における誤診の内訳は**表2**の通りです。

表2 ● 腹部大動脈瘤破裂症例における初診時の診断（誤診例）

誤診断	割合	誤診断	割合
心筋梗塞	19.3%	小腸閉塞	5.7%
尿路結石症	18.2%	消化管潰瘍穿孔	4.5%
原因不明の腹痛	15.9%	腸間膜動脈塞栓	2.3%
憩室炎	10.2%	その他	23.9%

（文献6より）

(指導医)● さらに初診時に誤診した88例の腹痛部位，放散痛部位を**図1**に示します。

側腹部痛のみが2%，片側下腹部痛のみが38%，背部痛のみが16%と，様々な部位に腹痛があります。

放散痛も背部や臀部，鼠径部，陰部に放散する疼痛が多く認められます。

A 腹痛部位

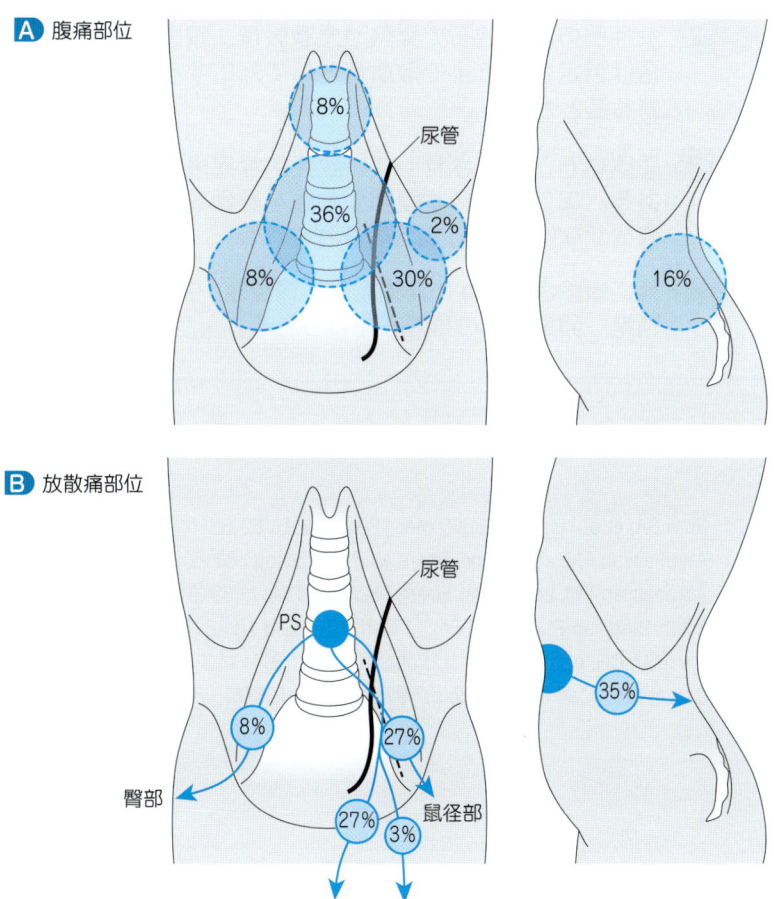

（図中：8%，36%，2%，8%，30%，16%，尿管）

B 放散痛部位

（図中：PS，8%，27%，27%，3%，35%，尿管，臀部，鼠径部，陰部，脚）

図1 ▶ 腹部大動脈瘤破裂症例で初診時に誤診された患者群の腹痛部位と放散痛部位

研修医 ● 確かに尿路結石の疼痛部位に似ていますね。

指導医 ● 尿路結石症を疑えば，現在は腹部エコーを行うことが多いと思います。**水腎症の確認だけでなく，腹部大動脈に問題ないかもルーチンで確認する癖をつけるとよいでしょうね。**

研修医 ● ですが，当直中に自分1人で確認すると，水腎症が不明瞭であったり，腹部大動脈の確認も自信なかったりすることがあります……。

指導医 ● そのようなときは無理せずほかの人に確認してもらうか，頼る人がいないならば腹部CTを評価してよいと思います。そこを無理する必要はありません。

研修医 ● それを聞いて安心しました。

> **目からウロコの診療ポイント**

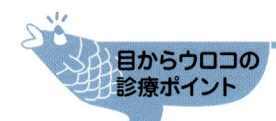

その1 尿路結石の患者では自尿の有無や量はしっかりと確認。両側水腎症や慢性腎不全患者，片腎患者における尿路結石では腎後性腎不全のリスクとなる。

その2 女性例の尿路結石で発熱や悪寒戦慄，膿尿が認められている場合は否定されるまで敗血症として対応する。急激に状態が悪化することがある。

その3 尿路結石と誤診されやすい致死的な疾患は腹部大動脈瘤破裂である。エコーで必ず腹部大動脈を評価する癖をつける。評価に自信がなければCT検査も許容される。

その4 他に誤診されやすい疾患として腎梗塞，虫垂炎，憩室炎，胆嚢炎，精巣，卵巣由来の疼痛が挙げられる。

文献
1) Rizvi SA, et al：BJU Int. 2002 Mar；89 Suppl 1：62-8.
2) Abrahamian FM, et al：Ann Emerg Med. 2013 Nov；62(5)：526-33.
3) Abrahamian FM, et al：Ann Emerg Med. 2014 May；63(5)：650-1.
4) Smith-Bindman R, et al：N Engl J Med. 2014 Sep 18；371(12)：1100-10.
5) Gordhan CG, et al：Korean J Urol. 2015 Jan；56(1)：3-11.
6) Chung WB：Can Med Assoc J. 1971 Oct 23；105(8)：811-5.

TIPS 1 ▶ 尿路結石症の診断

指導医 ● さて,「7. 尿路結石症のピットフォール」で尿路結石症で注意するポイントを説明しましたが,診断についてはあまり説明していませんでしたね。
ここでは尿路結石症の診断のポイントを説明しましょう。

1 尿路結石の診断：STONEスコアとは

指導医 ● STONEスコアというのはご存知でしょうか？
研修医 ● いえ,初めて聞きました。
指導医 ● 尿路結石疑いの患者において,尿路結石の可能性を評価するスコアです。性別,人種,疼痛発症から受診までの時間,悪心・嘔吐,尿潜血で評価します(表1)[1, 2]。
STONEスコア10点以上ならば7〜9割で尿路結石症であると言えます。これは臨床医の印象よりも正確性が高いとされているため,しっかりと押さえておくとよいと思います[1, 2]。

表1 ● STONEスコア

因子	点数	点数,リスク	尿路結石の確率
性別	女性 0点 男性 2点	低リスク0〜5点	9.2〜13.5%
人種	黒人 0点 それ以外 3点	中リスク6〜9点	32.2〜51.3%
疼痛出現からの時間	24時間以上 0点 6〜24時間 1点 6時間未満 3点	高リスク10〜13点	72.7〜88.6%
悪心・嘔吐	なし 0点 悪心のみ 1点 嘔吐あり 2点		
尿中赤血球	陰性 0点 陽性 3点		

(文献1, 2より)

2 尿潜血陰性ならば尿路結石は除外可能か？

指導医 ● 尿路結石を疑った場合,必ず尿検査をしていますよね？それは何のために行っているのでしょうか？

研修医 ● 血尿をみるためだと思います。

指導医 ● 尿路結石の患者における尿潜血陽性の感度は?

研修医 ● え,100%に近いと思ったのですけども。

指導医 ● 報告にもよりますが,感度は84〜95%です.まあ9割と高いのですが,1割は陰性となることを知っておいてください[3,4]。
また,疼痛出現直後ならば感度も良好(95%)ですが,1日たつと83%,2日経過すると65%まで低下します[4]。

指導医 ● さらに尿路結石ではなくても,腹部大動脈瘤破裂や虫垂炎,尿路感染症では尿潜血が陽性となることがあるため,尿検査の意義は血尿をみるためではなく,感染症を評価するために行うと認識してください[5]。

研修医 ● わかりました。

文献
1) Moore CL, et al：BMJ. 2014 Mar 26;348：g2191.
2) Wang RC, et al：Ann Emerg Med. 2015 Oct 3. pii：S0196-0644(15)01200-7.
3) Zwank MD, et al：Am J Emerg Med. 2014 Apr；32(4)：367-70.
4) Kobayashi T, et al：J Urol. 2003 Oct；170(4 Pt 1)：1093-6.
5) Portis AJ, et al：Am Fam Physician. 2001 Apr 1；63(7)：1329-38.

8 腹痛①：腹膜垂炎

症例

36歳女性，主訴は左側腹部痛。
来院の2日前の起床時より左下腹部の腹痛を自覚した．歩行時に響くような痛みで持続痛．下痢や嘔吐，食欲低下は認められず．便通も普段と変わらなかった．発熱もない．痛みが改善しないため，外来を受診．
既往歴：憩室炎（上行結腸）．
内服：特になし．
バイタルサイン：血圧 130/80mmHg，心拍数 84/分，呼吸数 18回，体温 36.9℃．
やや肥満体型．
腹部は平坦で，軟．左側腹部に圧痛あり．筋性防御や反跳痛なし．疼痛部位は打診で疼痛が増強．

1 腹部の診察は部位と深さを意識

研修医 ● 先生，今診察している患者さんなのですけども，相談してもよいでしょうか？

指導医 ● どうぞ．左側腹部痛の患者さんですね．

研修医 ● はい．憩室炎の既往がある患者さんの左側腹部痛で，圧痛もありますし，憩室炎かと思ったのですが，発熱や消化器症状も乏しいですし，血液検査でも炎症反応の上昇もないのです．
腹部CTを行うべきなのでしょうか？

■血液検査
WBC 7,700/μL（好中球66.7%），Hb 15.1g/dL，血小板 33.3万/μL，BUN 9.9mg/dL，Cr 0.54mg/dL，Na 136mEq/L，K 4.2mEq/L，Cl 104mEq/L，CRP 0.50mg/dL．

指導医 ● 軽症の憩室炎ならば，白血球増多や発熱はなくてもよいでしょうけれども……（**表1**）[1]．

表1 ● 憩室炎の症状，所見頻度

腹痛		95.7%	発熱	14.0%
腹痛部位	左下腹部のみ	42.5%	悪心	22.1%
	下腹部	25.2%	嘔吐	9.6%
	上腹部正中	3.8%	便秘	16.2%
	全体	13.8%	下痢	23.3%
	不明	9.9%	下血	7.3%
腹部圧痛		86.0%	白血球増多	42.4%

（文献1より）

指導医 ● もしかしてその患者さん，やや肥満ですか？

研修医 ● はい。太っていますね。

指導医 ● もう一度腹部所見を評価しましょう。
今回は圧痛の部位，範囲，深さを注意しながら。

■ **腹部所見再評価**

圧痛部位は左側腹部，直径5cm程度の領域に限局していた。
深い触診で圧痛が増強し，浅い触診や皮膚をつまんでも痛みは認めない。
疼痛部位の感覚障害もなし。Carnett試験は陰性であった。

指導医 ● 腹部の触診のコツは解剖を意識して触ることです。
よく腹部を上/正中/下，右/中央/左の9部位に分けて，解剖学的に考える方法がありますが，さらに深さも考えて触診することで，後腹膜臓器なのか，血管なのか，腸管なのか，腹壁なのかという見当をつけることができます（図1）。意識すると後腹膜の腰椎部の隆起やその隆起の頂点にある動脈拍動なども意識して感じることができるようになります。
この患者さんでは，左側腹部のある程度限局した，深く，より後腹膜に近い部位に圧痛が強く認められました。

研修医 ● 左側腹部の後腹膜に近い部位……となると腎臓や下行結腸の可能性がありますね。
ところでCarnett試験というのは何でしょうか？

指導医 ● Carnett試験は圧痛部位を限局的に圧迫しつつ，患者の顔を上げて腹筋を収縮させます。その際疼痛が増強すれば陽性と判断し，腹壁の圧痛を示唆します。一方で腹筋を緊張させることで圧痛が軽減するならば陰性と判断し，腹腔内の痛みを示唆します。
日本国内の報告では，腹壁痛の16/19（84％）がCarnett試験陽性，

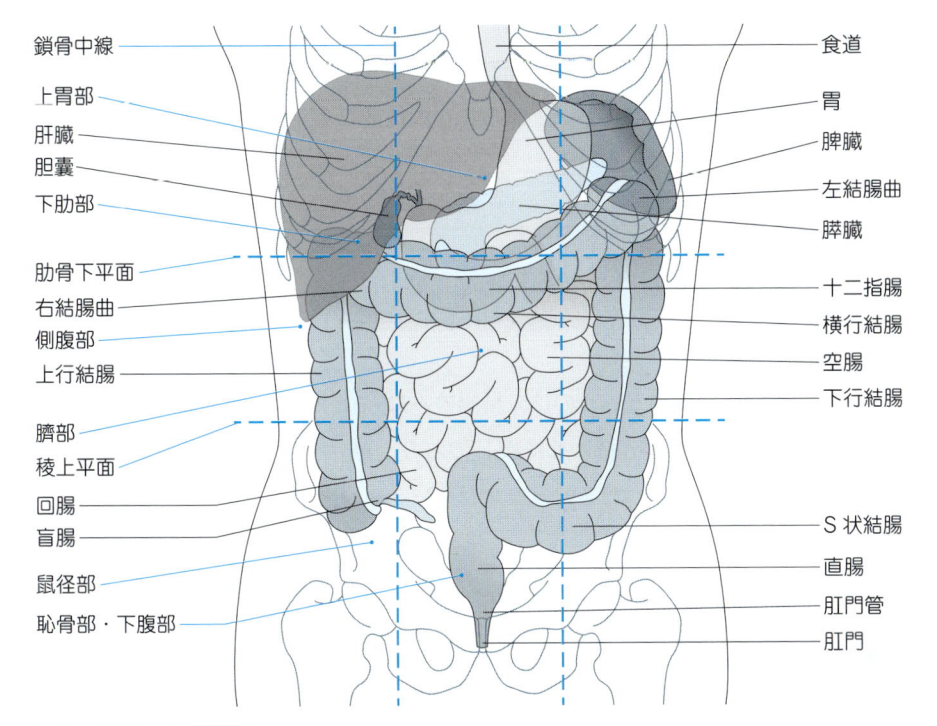

図1 ▶ 腹部の体表解剖

鎖骨中線
上胃部
肝臓
胆嚢
下肋部
肋骨下平面
右結腸曲
側腹部
上行結腸
臍部
稜上平面
回腸
盲腸
鼠径部
恥骨部・下腹部

食道
胃
脾臓
左結腸曲
膵臓
十二指腸
横行結腸
空腸
下行結腸
S状結腸
直腸
肛門管
肛門

腹腔内の疼痛では54/62（87％）がCarnett試験陰性でした。注意点は精神的な腹痛患者でも19/22（86％）でCarnett試験が陽性となることです[2]。

研修医 ● つまりこの患者さんは，左側腹部の後腹膜付近に限局性の圧痛があるということですね。

指導医 ● そうですね。ごく軽度の憩室炎ならばそのような所見になってよいかもしれませんが，憩室炎の場合，腸管周囲への炎症波及により限局性よりはやや拡大した疼痛を呈することが多い印象があります。
となると，私が考えている疾患はアレなのですけど。

研修医 ● ……アレとは？

指導医 ● ……CTにいきましょうか（**図2**）。

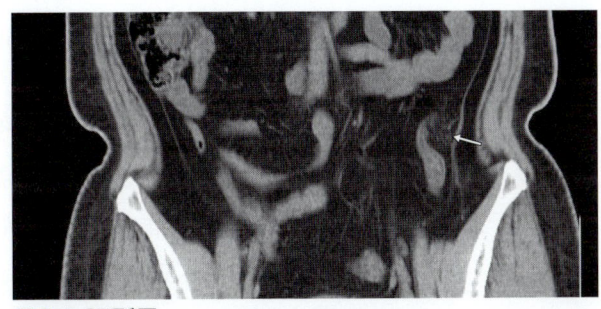

図2 ▶ CT所見

> 指導医 ● やはりアレでしたね。**腹膜垂炎**です。
> 　左側腹部，圧痛と同じ部位に卵状で中心に点状構造を認める構造物があるでしょう。これが特徴的な所見です。覚えておいてください。

> 研修医 ● 腹膜垂炎？

2 腹膜垂炎

腹膜垂炎とは？

> 指導医 ● 腹膜垂というのは，結腸のみに存在する漿膜に囲まれた嚢状の構造物です。結腸ヒモに接しており，通常 0.5～5cm の長さで内部に脂肪組織と血管を含みます（図3）。

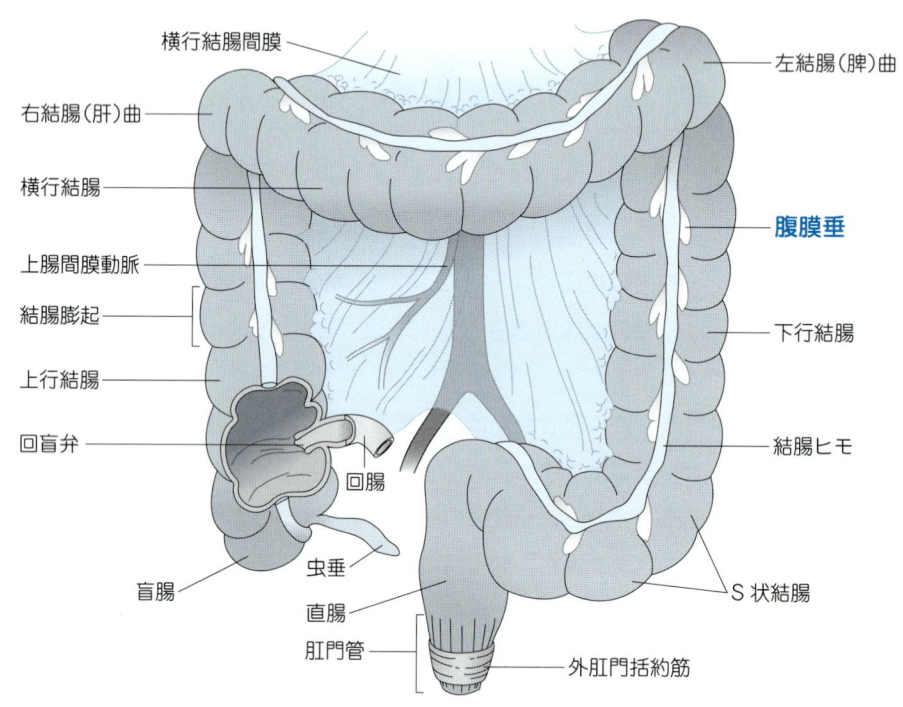

図3 ▶ 結腸と腹膜垂

> 指導医 ● この腹膜垂が捻れることで，虚血，炎症が生じる病態を腹膜垂炎と呼びます。
> 　文献や成書では稀と言われていますが，日常診療で遭遇する頻度は結構あります。個人的な経験を言えば，300床規模の総合病院の内科外来で，2～3カ月に1例程度は診断しますね。むろん，やみくもにCTやエコーをしているわけではなく，狙って評価して，です。

腹膜垂炎を疑うポイント

(研修医)●腹膜垂炎を疑うポイントは何でしょうか？

(指導医)●腹膜垂炎は小太りの中年の人に多い疾患です。

側腹部痛で発症し，同部位に圧痛を伴いますが，腹膜刺激症状や発熱，白血球増多を認めるのは稀です（**表2**）[3]。

結腸ヒモは結腸の前方と後方を走りますので，前方の結腸ヒモに付着している腹膜垂の炎症では浅い部位に圧痛や腹膜刺激症状を認め，後方の結腸ヒモに付着している腹膜垂の炎症ではこの症例のように深い触診で圧痛を認めます。

炎症の範囲は狭いため，限局的な圧痛になることが多いです[4]。

表2 ● 韓国における腹膜垂炎31例のデータ

年齢	40歳[20-63]	腹部圧痛	100%
男女比	2.4：1	反跳痛	25.8%
BMI	25.9±3.5	筋性防御	0%
腹痛部位　右下腹部	41.9%	発熱	0%
左下腹部	41.9%	白血球増多	12.9%
右上腹部	9.7%		
左上腹部	6.5%		

（文献3より）

(研修医)●この患者さんは憩室炎の既往もあったので，憩室炎なのかどうか迷いました。

(指導医)●そうですね．腹膜垂炎は側腹部痛を認めるため，鑑別で重要な疾患は憩室炎と虫垂炎でしょう。

腹膜垂炎では，発熱や炎症反応を認める頻度が少ない（〜10％）こと，消化管症状を伴う頻度が低いこと，そして腹痛は初期から体性痛（持続痛）である点，腹膜刺激症状を認めない点などが鑑別に有用と考えられます[3,5]。

まあ，迷えば腹部CTやエコーが鑑別に有用ですね。

(研修医)●腹部CT所見ではどのような所見が得られますか？

(指導医)●特徴的なのは，この症例のように卵形の囊胞状の構造物とその中心に点状の構造物を認める所見です（**表3**）[5]。これは捻転した腹膜垂と，その中央の静脈内の血栓を見ています。通常では腹膜垂はCTやエコーには写りません。

この患者さんの所見が典型的です。よく覚えておくとよいと思います。

表3 ● 腹膜垂炎のCT所見

卵形状構造	78.6%	卵形の脂肪構造	100%
半円状構造	14.3%	周囲がリング状に造影される	89.3%
三角形状構造	7.1%	不均一な脂肪組織のねじれ	14.3%
		腸管壁肥厚，圧迫所見	21.4%
		嚢状構造の中心に点，線状構造がある	17.9%

（文献5より）

腹膜垂炎の治療は？

(研修医)● 腹膜垂炎では抗菌薬を使用すべきですか？

(指導医)● 腹膜垂と腸管は連続していませんし，腹膜垂炎は無菌性ですので，対症療法のみで問題ありません。鎮痛薬としてNSAIDsを使用します。大体10日以内で改善しますね。

憩室炎や虫垂炎と誤診してしまうと，不必要な入院や抗菌薬投与が増えます。憩室炎と診断され，加療されたうちの2％が腹膜垂炎であった報告もありますので，注意しましょう[6]。

(研修医)● わかりました。ありがとうございました。

目からウロコの診療ポイント

その1 中年，やや肥満体型患者の側腹部痛は，腹膜垂炎かもしれない。

その2 腹膜垂炎では，圧痛は限局性で腹膜刺激症状は認めない。発熱や炎症反応は認められないか軽度のみ。診断には腹部CTやエコーが有用。

その3 腹膜垂炎ならば対症療法のみで抗菌薬の必要はない。10日以内には改善する。

文献

1) Iyer R, et al：J Gastrointestin Liver Dis. 2014 Dec；23(4)：379-86.
2) Takada T, et al：Intern Med. 2011；50(3)：213-7.
3) Choi YU, et al：J Korean Soc Coloproctol. 2011 Jun；27(3)：114-21.
4) Ozdemir S, et al：Am J Surg. 2010 Apr；199(4)：453-8.
5) Hwang JA, et al：World J Gastroenterol. 2013 Oct 28；19(40)：6842-8.
6) Singh AK, et al：Radiographics. 2005 Nov-Dec；25(6)：1521-34.

9 腹痛②：前皮神経絞扼症候群

症例

74歳女性，上腹部痛。

高血圧，糖尿病にて近医通院中の女性。8カ月ほど前より上腹部痛が出現した。腹痛は持続痛で食事には関係しない。胸やけ症状もなし。下痢は認めず，便秘は投薬にてコントロール良好であった。かかりつけ医に相談したところ，上部内視鏡や腹部エコーも施行されたが明らかな異常は認められなかった。プロトンポンプ阻害薬やNSAIDsを使用されたが改善は乏しかった。疼痛はその後1カ月程度で自然に改善したものの，2週間前より再度同様の腹痛を認めたため，当院を受診した。腹痛は強いときでVAS 8/10程度。

既往歴：高血圧症，2型糖尿病。

内服歴：アムロジピン 5mg/日，メトホルミン 1,000mg/日。

バイタルサイン：血圧 140/85mmHg，心拍数 78/分，呼吸数 18/分，SpO_2 98%（室内気），体温 36.2℃。

腹部は平坦，軟。心窩部からやや左方に圧痛を認める。筋性防御や反跳痛はない。皮疹なし。脊柱の変形や圧痛なし。

(研修医)● 先生，外来患者のコンサルトをお願いします。
　2週間前からの上腹部の持続痛です。8カ月前にも同様の腹痛があり，上部内視鏡や腹部エコーを行われているようですが，問題は認めず，投薬治療にも反応は乏しかったようです。今回も同様で痛みが強くて活動性が落ちているとのことでした。

(指導医)● 圧痛は左上腹部ですね。どの範囲なのでしょうか？

(研修医)● 左腹部を圧迫すると痛がるのですが，再現性が乏しいのです。
　痛がるときと痛がらないときがありまして……。
　深さを意識した触診もしたのですが，圧迫の深さで痛みが増悪することもなさそうです。

(指導医)● 再現性がないのは圧痛の範囲が狭いのかもしれないですね。もう一度しっかりと評価してみましょう。

> ■ 腹部所見再評価
> 左上腹部を細かく圧迫したところ，左上腹部，腹直筋の外縁に2横指程度の範囲で強い圧痛が認められた。また同部位では浅い触診で疼痛が出現した。
> また圧痛部位の皮膚の触覚，温痛覚の軽度低下が認められた。Carnett試験は陽性であった。

(研修医) ● Carnett試験が陽性（「8. 腹痛①：腹膜垂炎」参照）ということは腹壁の痛みか，精神的なものか，ですね。

(指導医) ● よく覚えていましたね。その通りです。さらにその範囲で感覚低下もありました。となると診断は何でしょうか？

(研修医) ● ……いや，正直わかりません……。

(指導医) ● 前皮神経絞扼症候群（anterior cutaneous nerve entrapment syndrome；ACNES）です。
聞いたこと……なさそうですね。

1 前皮神経絞扼症候群（ACNES）

ACNESとは？

(指導医) ● ACNESというのは，腹壁の感覚を支配する皮神経が腹壁で絞扼されることで，急性経過〜慢性経過の腹痛を呈する疾患です。
ポイントは，
- 圧痛点が1〜2横指程度（＜2cm^2）と限局していること
- 皮神経は腹直筋の外縁を通過するため，腹直筋の外縁に圧痛点があること
- 腹壁痛であり，Carnett試験が陽性となること
- 体表の疼痛であり，皮膚をつまむだけでも痛みが出ること
- 圧痛点付近の感覚障害を認めること
- 圧痛点に1％キシロカイン®による局所麻酔（トリガーポイント）を行うと疼痛が改善することです[1〜3]。

(研修医) ● なるほど，この患者さんは正にあてはまるのですね。
この疾患は全然知りませんでした。稀な疾患なのでしょうね。

(指導医) ● 稀とは言われていますが，個人的には年間2，3例は診断しますので，多分見逃されているだけでしょう。
急性腹痛で救急を受診した患者の2％がACNESという報告もありますし[3]，10歳代の小児における慢性腹痛では12.6％（8人に1人）がACNESという報告もあります[4]。

知られてくれば報告も増えると思います。

(研修医)● 確かに……。思い返せばこの疾患かもしれない……と思う人は過去にいましたね。

(指導医)● 小児から高齢者まで発症し,急性から慢性経過の腹痛となりますので,腹痛患者では頭の片隅において診療しておくべきです。身体所見だけで診断がつく疾患ですから。

ACNESの特徴を**表1**[3)]にまとめておきます。

表1 ● ACNES 88例の解析

年齢	37歳 [12〜76]	圧痛部位		トリガーポイントあり	100%
男女比	17：71	右上腹部	14.8%	Carnett試験陽性	92.9%
症状期間		左上腹部	5.7%	感覚障害あり	87.0%
<1週間	70.5%	右下腹部	59.1%	皮膚をつまむと疼痛あり	88.1%
1週〜1カ月	15.9%	左下腹部	19.3%		
1〜6カ月	11.4%	下腹部両側	1.1%		
>6カ月	2.3%				

(文献3より)

ACNESの治療はどうする?

(研修医)● ACNESの可能性が高いのは理解できました。この患者さんは過去にNSAIDsなどの痛み止めも使用したようですが,効果はなかったとのことです。どのような治療になるのでしょうか?

(指導医)● **ACNESの治療はトリガーポイント注射を行います**。これは診断も兼ねて行います。

1%キシロカイン® 10mLを圧痛部位に皮下注射し,10〜15分で疼痛が改善,軽快すればよりACNESの可能性が高いと判断します。また初期治療にもなりますね。

8〜9割がトリガーポイント注射で反応を示します。そのうち寛解するのは1/4程度です[5)]。

(研修医)● 再度増悪した場合はどうしたらよいのでしょうか?

(指導医)● 1%キシロカイン®でのトリガーポイント注射後,再燃した症例ではステロイドの局所注射を加えます。具体的な方法は1%キシロカイン®とメチルプレドニゾロン40mgでトリガーポイント注射を行います[5)]。

それでも改善が乏しい場合は皮神経切除術を行います。ACNESに対

して皮神経切除術と皮膚切開のみの群に割付け比較した二重盲検化ランダム比較試験では，疼痛の改善を認めた例は皮神経切除群で73％，皮膚切開群では18％と，有意に皮神経切除で疼痛改善効果が良好でした[6]。

研修医 ● では，まずこの患者さんではキシロカイン®によるトリガーポイント注射ですね。

■ 症例のその後

1％キシロカイン10mLを皮下注射したところ，その15分後には疼痛は完全に消失した。しかしながらその数日後に再度疼痛を認めたため来院。その際1％キシロカイン®＋40mgメチルプレドニゾロンを使用してトリガーポイント注射を行ったところ，以後疼痛の再燃はなく経過している。

目からウロコの診療ポイント

その1 よくわからない腹痛ではACNESを鑑別に入れる。
小児〜高齢者，急性〜慢性経過まで様々なパターンがある。

その2 ACNESを疑えば腹壁の疼痛を評価する。
腹直筋外側の浅い限局性の圧痛，同部位の感覚障害，Carnett試験陽性がポイント。

その3 ACNESの可能性が高ければ1％キシロカイン®10mLでトリガーポイント注射を行い，疼痛が改善すれば確定診断とする。

その4 1％キシロカイン®注射で再燃すればメチルプレドニゾロンを使用したトリガーポイント注射を行う。それでもダメなら外科的皮神経切除術を。

文献

1) Boelens OB, et al：Ann Surg. 2011 Dec；254（6）：1054-8.
2) van Assen T：J Am Board Fam Med. 2013 Nov-Dec；26（6）：738-44.
3) van Assen T：Scand J Trauma Resusc Emerg Med. 2015 Feb 8；23：19.
4) Siawash M：J Pediatr Gastroenterol Nutr. 2015 Aug 26.
5) Boelens OB：Ann Surg. 2011 Dec；254（6）：1054-8.
6) Boelens OB：Ann Surg. 2013 May；257（5）：845-9.

10 インフルエンザを巡る あれこれ

症例

22歳男性，前日からの悪寒，発熱，咳嗽で受診した。
インフルエンザや同様の症状の人との曝露歴はない。
バイタルサイン：体温 39.2℃，血圧 120/50 mmHg，HR 96/分，RR 20，SpO_2 100％（室内気）。
咽頭後壁に軽度発赤があり，扁桃腫大なし。リンパ節腫大なし。眼瞼結膜充血なし。呼吸音正常。

1 インフルエンザの診断

インフルエンザを示唆する症状は？

(研修医)● 昨日の休日当直，このような患者さんが途切れませんでしたよ……インフルエンザの迅速検査もたくさんしました。

(指導医)● そうですか，陽性率はどんな感じでした？

(研修医)● まだあまり陽性例は多くなかったですね。大体10例に1例いるかどうかでしたけど。
検査もいちいち手間がかかりますし，年末年始の当直が不安ですね……。
症状や所見でインフルエンザってわかるものはないのでしょうか？

(指導医)● インフルエンザに対する病歴や症状の感度・特異度は2005年にJAMAのRational Clinical Examinationシリーズで発表されたものが有名です[1]。最近では台湾でのコホート研究（**表1**）[2]もありますが，大体どれも結果は同じで，インフルエンザの可能性を上げる症状は，発熱，咳嗽，頭痛，鼻汁，くしゃみといった感冒症状です。
1つひとつの症状よりは組み合わせで考えたほうがよく，**ポイントは，インフルエンザ流行期において，下気道症状（咳嗽）と上気道症状（鼻汁やくしゃみ）を伴う場合に特に疑わしい**ということです。ただし，どれも陽性尤度比は十分とは言えず，病歴や症状は診断よりは除外に有用という認識のほうがよさそうですね。

ちなみに，インフルエンザ様の症状がある患者との接触歴は，感度42％［95％信頼区間（CI）：38〜46］，特異度63％［95％CI：58〜68］，LR（＋）1.12［95％CI：1.01〜1.24］，LR（－）0.93［95％CI：0.87〜0.98］と診断には大して寄与しません[3]が，しっかりと「感染性のある患者との接触歴」と「接触してから発症までの期間」を意識して聴取すれば価値がある情報と思っています。

インフルエンザは発症の１日前から，発症後５日間程度は感染性があります[4]。また，**潜伏期間は１〜４日**です。曝露歴がある患者では，その期間を考慮して病歴を聴取するようにしましょう。

表１ ● インフルエンザを示唆する病歴，症状

病歴，症状	感度（％）	特異度（％）	LR（＋）	LR（－）
発熱	88［79〜95］	34［25〜45］	1.35［1.14〜1.61］	0.33［0.16〜0.67］
咳嗽	97［90〜100］	28［19〜38］	1.34［1.17〜1.54］	0.10［0.02〜0.42］
鼻汁	76［64〜85］	45［34〜56］	1.38［1.10〜1.74］	0.53［0.33〜0.86］
鼻閉	66［54〜77］	59［48〜69］	1.60［1.18〜2.16］	0.58［0.40〜0.84］
くしゃみ	58［45〜69］	69［58〜78］	1.86［1.28〜2.70］	0.61［0.45〜0.83］
発熱＋咳嗽	86［76〜93］	58［46〜68］	2.02［1.55〜7.29］	0.25［0.13〜0.45］
発熱＋咳嗽＋くしゃみ	50［39〜63］	87［79〜94］	4.01［2.21〜7.29］	0.56［0.44〜0.72］
発熱＋咳嗽＋咽頭痛	69［57〜79］	69［58〜78］	2.22［1.57〜3.16］	0.45［0.31〜0.65］
発熱＋咳嗽＋咽頭痛＋疼痛	54［57〜65］	75［64〜83］	2.12［1.39〜3.23］	0.62［0.47〜0.82］

［　］内は95％信頼区間（CI）

（文献2より）

(研修医) ● 身体所見はどうでしょうか？

(指導医) ● 1つ知っているのはインフルエンザ濾胞という所見ですね。

後咽頭壁に１〜２mmの小型で，半球状，境界が明瞭の濾胞を認める所見です。緊満し，光沢を帯びた表面で，「イクラ様」とたとえられたりします[5]。

感度・特異度ともに90％を超えると報告されていますが，その研究の季節性インフルエンザの診断reference standard（RS）は迅速検査であったり，新型インフルエンザではPCRをRSとしていますが，患者数が少なかったりと，個人的には感度・特異度を鵜呑みにせず，今後追試が必要な所見と思っています。あくまでも参考所見として考えたらよいでしょう。

迅速検査の使い方は？

(研修医) ● じゃあ，結局インフルエンザの診断は迅速検査に頼るしかないですね。

(指導医) ● 迅速検査の感度は知っていますか？

(研修医) ● いえ……高いと思ったのですが，違うのでしょうか？

(指導医) ● インフルエンザ迅速検査の感度・特異度を評価したメタアナリシスの結果を**表2**に記載します。特異度は高いですが，感度は5～7割程度です。発症から24時間以内では感度は5割に満たないこともあります。24時間以上経過しても大体7割がよいところですね[6]。

表2 ● インフルエンザ迅速検査の感度・特異度

母集団	感度（％）	特異度（％）
小児例	66.6［61.6～71.7］	98.2［97.5～99.0］
成人例	53.9［47.9～59.8］	98.6［98.0～98.9］

［　］内は95％信頼区間（CI）

（文献6より）

(研修医) ● 感度が5～7割程度って，3人に1人で偽陰性となるということですか？

(指導医) ● その通りです。インフルエンザの迅速検査には第3世代まであります。第1世代は免疫クロマトグラフィー法を行うキットで，インフルエンザA，Bのウイルス蛋白を定性で判断します。インフルエンザウイルスは高頻度で変異を繰り返すため，診断キットも開発された時期により，現代のウイルスに対応できない可能性があります。また，検体の質や検体に含まれるウイルス量にも影響されてしまいます。

第2世代は第1世代の検査結果を判定するデバイスが付随したものです。肉眼で判断するのではなく，機械で判断するため，感度は若干上昇しますが，それでも十分とは言えません。

第3世代は核酸の等温増幅を行うキットでこれを用いるとPCR法や培養を診断のreference standard（RS）とした場合と比較してほぼ97～99％の一致率となります[7,8]。

(研修医) ● 救急室や時間外外来では自分で検査して，判定しているので，第1世代のキットですね。では，症状からインフルエンザが疑わしい患者では，迅速検査で陰性でも否定は困難なのですね。

(指導医) ● そうですね。迅速検査で陰性となると，それで「自分（患者）はインフルエンザではない」と患者や家族，医師が誤解してしまい，感染予防や周囲への配慮をしなくなり，周りの人たちへ感染が広がってしまうということもあります。

第3世代の検査キットが普及すれば，有用性は高まるでしょうが，費用はどの程度になるのでしょうね．

(研修医)● ではどのように対応すべきでしょうか？

(指導医)● **インフルエンザが流行しており，病歴や症状から疑わしければ，迅速検査の結果にかかわらずインフルエンザとして対応した**ほうがよいです．

患者にもそう説明し，職場や周囲の人に配慮してもらい，感染が広がらないようにすべきです．希望や適応があれば抗ウイルス薬を処方したってよいと思います．

具体的には検査前確率が10％を超えたならば迅速検査なんて必要ありません．

(研修医)● 検査前確率が10％ですか？

検査前確率が10％を超えるならば迅速検査は必要ない[9)]

(指導医)● 医療経済的に考えてみましょう．

インフルエンザの診療パターンには4種類あると思います．

---

①インフルエンザ迅速検査を行い，陽性ならば抗ウイルス薬を処方する．
②インフルエンザ迅速検査を行い，陽性でも抗ウイルス薬を処方しない．
③インフルエンザ迅速検査を行わず，臨床的にインフルエンザと診断し，タミフル®を希望者に処方する．
④インフルエンザ迅速検査を行わず，臨床的にインフルエンザと診断し，タミフル®も処方しない．

インフルエンザの迅速検査は検査費用，判断料合わせて2,940円です．一方でタミフル®2カプセル，5日分で3,180円です．

ある時期の感冒症状で来院した患者における，インフルエンザの検査前確率をa％とします（感冒症状がある100人中a人がインフルエンザ）．

---

①のパターンで100人診療すると$(2,940 \times 100) + (3,180 \times a)$円の費用がかかります（迅速検査の感度が100％と仮定）．
②では294,000円ですが，果たしてタミフル®を処方しないで納得してくれる患者は何人いるのでしょうか？
③では全員タミフル®を希望したと仮定したら318,000円です．
④ではインフルエンザに関わる費用は0円です（診断書を除く）．

もちろんこれは極端な例です．妊婦や学童，医療従事者など検査を行う必要がある患者もいますし，検査の感度も十分ではありません．
①と③のパターンを比べたとき，aがいくつでしたら①のほうが安価になりますか？

(研修医)● 計算すると，7.55%になります．
……となると，検査前確率が7.6%を超えれば，全例に抗インフルエンザ薬を処方したほうが安いので，検査は必要ないってことですか？それってどうなのでしょう．倫理的な問題とか，薬剤の副作用とか．

(指導医)● あくまでも医療経済的な話です．でもこの視点は面白いでしょう？
迅速検査の感度もイマイチですし，見逃して周りに感染を広げるよりは，検査せずに診断して感染予防対策をとるほうがよいと思いませんか？
抗ウイルス薬については，後で触れますが全員に必須な薬剤でもありません．副作用もあります．したがってその点をしっかりと説明し，患者が理解してくれるならば，④の選択肢が最もよいということになりますよね．
検査前確率が10%の状況では迅速検査で7/100人がインフルエンザと診断され，3/100人が偽陰性で見逃される計算になります．20%ならば6/100が見逃されます．30%では9/100，つまり10人に1人は見逃されます．
そう考えると，検査前確率が10%は言いすぎと思いますが，20%を超える頃からは迅速検査を行う必要性をあまり感じません．

(研修医)● ところで，検査前確率っていまいちピンとこないのですが，どのように見積もったらよいですか？

(指導医)●「インフルエンザを疑った患者」が「最終的にインフルエンザである確率」ということですので，わかりやすいのは，院内で行われた検査の陽性率を調べたらよいです．
先生が昨日の当直で，大体10人に1人いくかどうか，と言っていました．となると，今の時期ではまだ10%に満たない程度かもしれません．流行のピーク期になると大体40%とかいきますよ．

(研修医)● じゃあ，年末の日当直ではあまり検査もする必要性がないかもしれませんね．

(指導医)● 私は毎年，年末の日当直ではいかに迅速検査をせずに外来を回すかをテーマにしています．検査の手間を省くだけでかなり時間に余裕ができますよ．

2 インフルエンザの診断のピットフォール

上気道症状のない発熱患者をインフルエンザと言ってしまう

指導医 ● たとえば今の時期（注：インフルエンザ流行シーズン）にこのような症例が外来を受診しました，どう判断しますか？

症例

32歳女性。2日前からの咽頭痛と嘔吐で受診。
2日前より嘔気があり，食欲が低下。また咽頭痛も認められた。咳嗽や鼻汁はなし。下痢，腹痛も認められなかった。
5日前に咳嗽をしている従姉妹の相手をしていた。
バイタルサイン：体温 39.7℃，血圧 122/74mmHg，心拍数 113/分，呼吸数 18回，SpO_2 99％（室内気）。
咽頭後壁は軽度発赤があるのみ。頸部リンパ節腫脹はなく，呼吸音も正常であった。

研修医 ● 咳嗽も鼻汁もなく，咽頭痛のみですから，あまりインフルエンザを示唆するような病歴とも言えなさそうですね……。
ただ，この症例が今の時期の時間外外来に紛れていたら，正直，インフルエンザと診断してしまうかもしれません。

指導医 ● 実際去年のこの時期にあった症例です。その頃にはすでに流行していましたので，先生の先輩はインフルエンザ迅速検査を行わず，インフルエンザと診断して，対症療法のみで帰宅としました。
患者はその2日後，食欲低下が増悪し外来を受診。その際に黄疸を認め，検査したところ，結局急性肝炎だったのですよね。同じようなプレゼンテーションで心筋炎であった症例もあります。
インフルエンザシーズンによくある落とし穴として，このようなフォーカスが不明な発熱を安易にインフルエンザとして診療してしまうことがあります。
冬季は様々な感染症が増加する時期ですので，油断しないようにしましょう。

インフルエンザ流行シーズンには細菌感染も増加する

指導医 ● さて，次はこの症例です。

症例

72歳男性，発熱と咳嗽，食欲低下で来院。施設入所者で施設内ではインフルエンザが流行している。

来院前日より40℃の発熱と悪寒，咳嗽を認め，施設嘱託医よりインフルエンザ迅速検査と血液検査が施行された。インフルエンザ迅速検査は陰性であった。本日になり食欲低下も認めたため，外来を受診。

バイタルサイン：血圧 120/70 mmHg，心拍数 120/分，呼吸数 20回/分，体温 39.9℃，SpO_2 95%（室内気）。

前日に行われた血液検査結果は以下の通り。

WBC 15,000/μL（好中球92.9%），Hb 11.5 g/dL，血小板 20万/μL，AST 25 IU/L，ALT 32 IU/L，BUN 15.4 mg/dL，Cr 0.6 mg/dL，CRP 4.3 mg/dL。

来院後に施行したインフルエンザ迅速検査ではAが陽性であった。

研修医 ● これは……インフルエンザでしょう。検査も陽性ですし。

指導医 ● まあ，当然そう考えますよね。実はここに落とし穴があります。
インフルエンザ陽性でも白血球増多を認める場合は合併症を考えましょう。
インフルエンザ感染症に対する白血球数のカットオフと感度・特異度を（**表3**）[10]に示します。インフルエンザ感染患者の9割が白血球は8,000/μL以下となります。白血球数12,000/μLを超えるのは1.2%のみです。
いくらインフルエンザが陽性でも，白血球が8,000〜10,000/μLを超える場合は何かしらの合併症を考えるべきでしょう。

研修医 ● この患者さんは白血球数 15,000/μLってところで違和感を感じなきゃいけないのですね。

表3 ● インフルエンザ感染症に対する白血球数のカットオフと感度・特異度

白血球（/μL）	感度（%）	特異度（%）	LR（+）	LR（−）
≦ 4,000	19	94	3.17	0.86
≦ 6,000	61	62	1.61	0.63
≦ 8,000	92	31	1.33	0.26
≦ 10,000	97.5	16.2	0.41	0.15
≦ 12,000	98.8	13.1	0.40	0.09

（文献10より）

指導医 ● そうです。実際この患者さんは，細菌性肺炎を併発していました。喀痰からは肺炎球菌が検出され，肺炎球菌性肺炎と診断しました。

実はインフルエンザ感染と肺炎球菌性肺炎には関連性があり，インフルエンザ感染は肺炎球菌性肺炎のリスクを上昇させます[11, 12]。

インフルエンザ感染症に肺炎を合併した患者群の評価では，肺炎球菌が12.3％，黄色ブドウ球菌 10.9％，腸内細菌群が8.1％と多い原因菌でした[13]。

まあしっかりと病歴と身体所見を評価すれば肺炎を疑うことはできたかもしれませんが，知っておくと見逃しが減ると思います。

3 インフルエンザの治療

ノイラミニダーゼ阻害薬の効果は？

指導医 ● インフルエンザの治療薬はノイラミニダーゼ阻害薬がありますね。オセルタミビル（タミフル®），ザナミビル（リレンザ®），ペラミビル（ラピアクタ®）があり，値段を言いますと，オセルタミビルは5日間投与で3,180円，ザナミビルは5日間で3,470円，ペラミビルは300mgの経静脈投与で6,200円です。

さて，これら薬剤で得られる効果は何でしょうか？

研修医 ● 症状の持続期間の短縮効果があります。あとは合併症の予防効果と，入院リスクも下げると聞いたことがあります。

指導医 ● オセルタミビルの効果を評価したメタアナリシス[14]によると，

- **すべての症状が改善するまでの期間は半日～1日程度短縮**される（97.5時間 vs 122.7時間，AD－25.2時間［－36.2～16.0］）。
- **下気道合併症の頻度は有意に低下**する。
  肺炎リスク 0.6％ vs 1.7％，RR 0.40［0.19～0.84］，NNT 91
  気管支炎リスク 3.6％ vs 6.9％，RR 0.62［0.45～0.85］，NNT 30
- 入院率は有意に低下する（0.7％ vs 2.1％，RR 0.37［0.17～0.81］，NNT 91）。
- 副作用としては悪心，嘔吐が多い（それぞれNNH 27，21）。

［　］内は95％信頼区間（CI）
RR：相対危険度，NNT：治療必要数，NNH：有害必要数

という結果でした。ちなみに感染性を抑制するというエビデンスはありません[4]。

研修医 ● まあ，実感としてもこんな感じですね。
以前，オセルタミビルを処方した翌日に気分不良でまた外来受診した患者さんもいましたしね。

指導医 ● まあまあいますね。そういう人。だから副作用についてはしっかりと

表4 ● インフルエンザにおいて，ノイラミニダーゼ阻害薬が推奨される患者群

- 12〜24カ月の乳幼児
- 喘息，COPD，肺嚢胞性線維症など慢性呼吸器疾患を有する患者
- 血行動態不安定な心疾患を有する患者
- 免疫不全患者
- HIV感染患者
- 鎌状赤血球症，他の異常ヘモグロビン症を有する患者
- リウマチ熱や川崎病などで，長期間のアスピリン内服が必要とされる患者（特に小児例）
- 慢性腎疾患がある患者
- 悪性腫瘍がある患者
- 糖尿病など慢性の内分泌疾患を有する患者
- 神経筋疾患，痙攣，認知障害，喀痰排泄能力が落ちている患者
- ＞65歳の高齢者
- 施設入所者，長期入院患者

（文献15より）

説明する必要があります。

そもそもインフルエンザ感染で必須な薬剤でもないのですから。

(研修医)● 使用したほうがよいのはどのような患者群なのでしょうか？

ノイラミニダーゼ阻害薬を使用すべき患者群は？

(指導医)● ノイラミニダーゼ阻害薬の使用が推奨されるのは**表4**[15)]のような患者群です。

高齢者や入院患者，施設入所者，何かしらの基礎疾患がある患者では投与を考慮したほうがよいでしょう。特に基礎疾患がある場合は重症化のリスクにもなります（RR 3.2 [95%CI：1.1〜9.5]）[16)]。

(研修医)● わかりました。ありがとうございます。

目からウロコの診療ポイント

その1 インフルエンザを疑うポイントは，流行期において，上気道症状（鼻汁やくしゃみ）と下気道症状（咳嗽）を同時に認める場合にインフルエンザを強く疑う。
気道症状が乏しい場合や，フォーカスが明らかではない発熱を安易にインフルエンザと診断しないほうがよい。

その2 疾患曝露歴を評価する際は，感染性がある時期の曝露（発症1日前〜発症後5日間）と，曝露してから発症までの潜伏期間（1〜4日間）を意識して聴取。それに合わなければ有意ととらえる必要はない。

その3 インフルエンザ迅速検査の感度は5〜7割程度であり，偽陰性リスクが高いことに注意する。検査全確率が10〜20％を超える流行期には行う必要はあまりない。

その4 白血球増多を伴う場合は，インフルエンザではないか，併発症を疑うべきである。

その5 ノイラミニダーゼ阻害薬は，症状持続期間を半日〜1日程度短縮させる。ほかに肺炎合併リスクや入院リスクを減らすが，その効果はそこまで強くはない。副作用として悪心・嘔吐があることは必ず伝える。

その6 ノイラミニダーゼ阻害薬は高齢者，入院患者，施設入所者，基礎疾患がある患者で考慮する。全例で必要な薬剤ではない。

文献
1) Call SA, et al：JAMA. 2005 Feb 23；293(8)：987-97.
2) Yang JH, et al：Medicine (Baltimore). 2015 Nov；94(44)：e1952.
3) Michiels B, et al：BMC Fam Pract. 2011 Feb 9；12：4.
4) Treanor JJ, et al：JAMA. 2000 Feb 23；283(8)：1016-24.
5) Gen Med. 2011 Dec 1；12(2)：51-60.
6) Chartrand C, et al：Ann Intern Med. 2012 Apr 3；156(7)：500-11.
7) Tang YW, et al：J Clin Microbiol. 2013 Jan；51(1)：40-5.
8) Bouscambert M, et al：J Hosp Infect. 2015 Apr；89(4)：314-8.
9) Rothberg MB, et al：Ann Intern Med. 2003 Sep 2；139(5 Pt 1)：321-9.
10) Hulson TD, et al：J Fam Pract. 2001 Dec；50(12)：1051-6.
11) Walter ND, et al：Clin Infect Dis. 2010 Jan 15；50(2)：175-83.
12) Tasher D, et al：Clin Infect Dis. 2011 Dec；53(12)：1199-207.
13) Chest. 2016 Feb；149(2)：526-34.
14) Dobson J, et al：Lancet. 2015 May 2；385(9979)：1729-37.
15) Harper SA, et al：Clin Infect Dis. 2009 Apr 15；48(8)：1003-32.
16) Zarychanski R, et al：CMAJ. 2010 Feb 23；182(3)：257-64.

11 深頸部感染症

症例

38歳男性。1週間前に発熱，咽頭痛を認め，近医を受診。感冒と診断され，対症療法を受けた。その後も症状は持続し，左側の頸部痛，開口時の軽度の疼痛，開口障害も出現したため，来院。ふくみ声は認めない。労作時の呼吸苦が認められた。

バイタルサイン：血圧 110/60mmHg，心拍数 102回/分，呼吸数 22回/分，体温 38.5℃，SpO_2 92％（室内気）。

咽頭後壁は軽度発赤のみ。扁桃腫大，口蓋垂の偏倚は認めない。

頸部の腫脹や圧痛は認めない。気道狭窄音なし。呼吸音は右背側で軽度の湿性ラ音を認めた。

指導医●このような患者さんが来院されました。
　　実際，この状況では悠長に鑑別を考えたり，じっくりと問診をとるよりは迅速に検査を行ったほうがよいでしょう。なぜだかわかりますか？

研修医●咽頭炎が改善せず，頸部痛が出てきているので，深頸部感染症の可能性があるためでしょうか。

指導医●その通りです。あと1つ危険なサインがあります。何かわかりますか？

研修医●開口時の痛み，開口障害ですか？

指導医●そうです。では，この患者さんの感染波及部位は？

研修医●……いや，わかりません。急いで診断し，耳鼻科コンサルトすることはわかるのですが。
　　正直なところ，深頸部感染症と一言で言いますが，いろいろな解剖や疾患が含まれていて，実はよく理解していません。

指導医●その気持ちはわかります。では深頸部感染症について説明しましょう。

1 深頸部感染症の感染部位

まず抑えるべきは咽頭外側間隙，咽頭後間隙，顎下間隙の3箇所

指導医 ● 深頸部には様々なスペースがあり，最低でも11のスペースがあります[1]。

扁桃周囲腔，咽頭後間隙，後頸間隙，咽頭外側間隙（咽頭周囲腔），危険間隙，前椎体間隙，前頸間隙，顎下間隙，舌下間隙，耳下腺間隙，咀嚼筋間隙など……[2]。

研修医 ● あ，もうお腹いっぱいです。

指導医 ● この辺の解剖に詳しい耳鼻科の先生には本当に頭が下がりますが，内科医として押さえておくべきは咽頭外側間隙，咽頭後間隙，顎下間隙の3部位です[3]。

研修医 ● 3つならなんとか……。

指導医 ● 深頸部感染症 286例の感染部位を表1[4]に示します。最も多いのは扁桃周囲膿瘍です。それ以外で多いのが顎下間隙，耳下腺，咽頭外側間隙，咽頭後間隙になります[4]。

他の扁桃周囲膿瘍を除く深頸部感染症の感染部位を評価した研究でも，咽頭外側間隙，顎下間隙，咽頭後間隙は上位4位以内には入ります[5,6]。

指導医 ● そして，それぞれの感染部位別の合併症頻度を示します（表2）[4]。

顎下間隙，咽頭外側間隙，咽頭後間隙は他部位よりも合併症リスクが高いようですね。特に敗血症，気管切開や脳神経麻痺のリスクが高く注意が必要です[4]。Ludwig's anginaは両側性の顎下間隙の感染症により生じるものなので，それを加えるとさらにリスクは高くなりそうです。

研修医 ● この3部位は頻度も高く，合併症も多い。なので，注意が必要ということですね。

指導医 ● そうですね。ではなぜ合併症が多いのか，それぞれの部位による症状の差を解剖学の視点からみていきましょう。

表1 ● 深頸部感染症の部位

感染部位	頻度
扁桃周囲	50.7%
顎下間隙	20.3%
耳下腺	8.0%
咽頭外側間隙	5.9%
咽頭後間隙	5.6%
咬筋	3.8%
翼上顎裂	3.1%
Ludwig's angina	2.4%

（文献4より）

表2 ● 感染部位別の合併症頻度

合併症	扁桃周囲	顎下間隙	耳下腺	咽頭外側間隙	咽頭後間隙	咬筋	翼状顎裂	Ludwig's angina
敗血症，DIC	1.0%	1.0%	2.4%	7.0%	4.5%	0.7%	0.3%	2.1%
縦隔炎	0.7%	0.3%	0.3%	2.1%	1.7%			0.7%
頸静脈血栓				0.7%	0.3%			
壊死性筋膜炎				1.0%				
肺炎		2.1%	3.2%	2.8%	1.7%		0.7%	0.7%
脳神経麻痺	0.3%	0.7%	1.5%	3.8%	2.4%			0.7%
気管切開		2.0%	1.0%	2.8%	2.8%			2.0%
死亡			0.7%	1.4%	1.4%	0.3%		1.0%

(文献4より)

咽頭外側間隙，咽頭後間隙の解剖

指導医 ● まず，咽頭外側間隙と咽頭後間隙の解剖を理解しましょう。

図1の（　　）が咽頭外側間隙，（　　）が咽頭後間隙です。咽頭後壁，側壁を覆うように存在しています。

咽頭外側間隙は咽頭側壁，耳下腺，下顎骨に囲まれたスペースです。さらに咽頭外側間隙は前部，後部に分かれています。前部は咽頭側壁と下顎骨，内側翼突筋に囲まれています。後部には内頸動静脈，舌咽神経（Ⅸ），迷走神経（Ⅹ），舌下神経（Ⅻ），交感神経が含まれます。

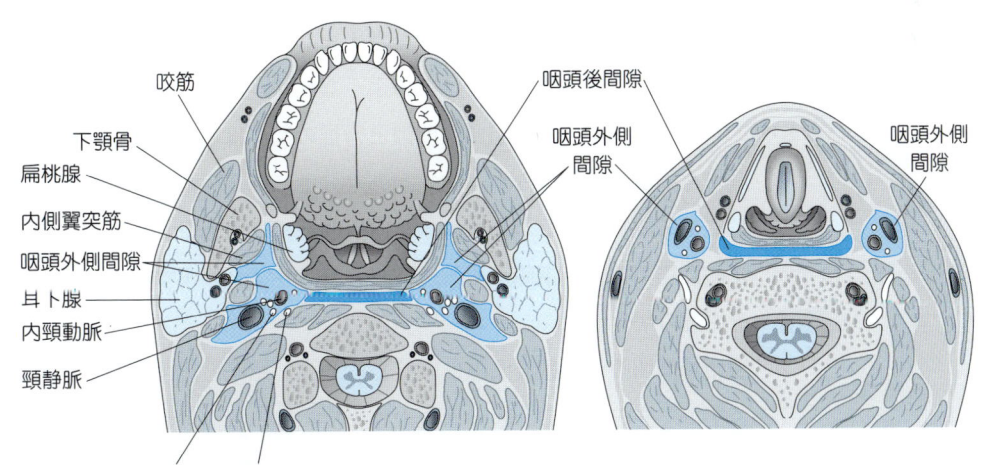

図1 ● 咽頭外側間隙と咽頭後間隙

咽頭外側間隙（　　）
　前方と後方に分かれている。
　前方は下顎骨と内側翼突筋に接している。
　後方は内頸動静脈，舌咽神経（Ⅸ），迷走神経（Ⅹ），舌下神経（Ⅻ），上喉頭神経，交感神経が通過する。
咽頭後間隙（　　）
　咽頭後間隙のすぐ後方に危険間隙と呼ばれる頭蓋底から横隔膜まで連続する間隙がある。危険間隙まで感染が波及すると，縦隔まで拡大するリスクとなる。

指導医 ● では問題です。咽頭外側間隙に炎症が波及するとどのような症状が出現するでしょうか。

研修医 ● 後部ならば内頸静脈の血栓性静脈炎や，内頸動脈の炎症性動脈瘤，あとはIX，X，XII神経に起因する症状。交感神経が障害されればHorner徴候（縮瞳，眼瞼下垂，顔面の発汗低下）が生じます。
前部ならば何が起きるのでしょうか？

指導医 ● 後部はその通り。IX，X，XII神経障害として耳痛や咽頭痛，嚥下障害などがあります。内頸静脈の血栓性静脈炎により，肺に敗血症性塞栓症が生じる症候群をLemierre症候群と呼びます[7]。迷走神経障害による突然死も報告されています[8]。
咽頭外側間隙の前部は内側翼突筋に接していますね。この筋の機能は何でしたっけ？

研修医 ● 内側翼突筋は咀嚼筋の1つです。
閉口筋として，咬筋，側頭筋，外側翼突筋，内側翼突筋があり，開口筋として，顎舌骨筋，オトガイ舌骨筋，顎二腹筋，外側翼突筋があります。
ということは咀嚼時の疼痛や，開口障害が出そうですね。

指導医 ● その通りです。開口障害というのがポイントです。
頸部痛で開口障害がある場合，先生が示してくれた筋群を評価しますが，その中で体表から評価しにくいのが内側翼突筋です。
この症例のように。体表からの触診で問題ない場合は咽頭外側間隙の前部に炎症が及んでいる可能性を考えましょう。

指導医 ● では咽頭後間隙の感染症ではどのような症状が出現するでしょうか。

研修医 ● これは有名ですよね。咽頭後間隙と脊椎の間には危険間隙という頭蓋底から横隔膜までつながる間隙があり，そこに炎症が波及することで縦隔炎のリスクとなります。また，後頭部では食道や気管に近くなるため，嚥下痛，嚥下障害や気道狭窄のリスクになります[9]。

指導医 ● その通りです。
咽頭外側間隙と咽頭後間隙は隣接しており，感染も波及しやすい構造です。ですので，これらの部位の感染症には十分注意せねばなりません。
感染部位と症状を**表3**[3]にまとめます。

顎下間隙の解剖

指導医 ● さて，もう1つ重要な深頸部感染症の部位，顎下間隙ですが，これは下顎骨の内側，下顎臼歯の下部にあるとイメージしてください（**図2**）。

表3 ● 深頸部感染の感染部位と症状

	疼痛	開口障害	腫脹部	嚥下障害	呼吸苦
咽頭外側間隙前部	++	++	喉頭前側部	+	たまに
咽頭外側間隙後部	±	±	喉頭後側部	+	重度
咽頭後間隙	+	±	喉頭後部	+	あり
顎下間隙	+	±	口腔底	両側性*	両側性*
咬筋，翼突筋	+	++	体表	−	−
側頭筋	+	−	顔面，眼窩	−	−
頬膿瘍	±	±	頬部	−	−
耳下腺膿瘍	++	−	下顎，下顎角	−	−

＊：両側性の顎下間隙の感染症（Ludwig's angina）でありうる。

（文献3より）

　　　　顎下間隙は顎舌骨筋でさらに2つの間隙に分かれます。顎舌骨筋よりも上部が舌下間隙，下部が顎舌骨筋下間隙です。
　　　　この部位の感染症は主に歯牙からの感染波及が原因となります。顎舌骨筋の下顎骨の付着部位は**図2B**の通りであり，第一臼歯の歯根部（a）からは顎舌骨筋下間隙へ，第二，三臼歯の歯根部（b）からは舌下間隙に波及しやすい傾向があります[3]。

- 指導医 ● 顎下間隙の感染症の場合，口腔痛や頸部痛，嚥下障害が多い症状です。両側の顎下間隙に感染が及ぶと，気道閉塞や，高度な嚥下障害が出現し，口腔底の腫脹により口腔内に舌が収まらない所見が得られることがあります。この病態がLudwig's anginaです[8]。

- 研修医 ● **図1**の水平断と違い，**図2C**の水平斜断を見ると，咽頭外側間隙，咽頭後間隙，顎下間隙が口腔，咽頭，喉頭の周りをぐるりと覆っているようですね。

- 指導医 ● そうです。顎下間隙と咽頭外側間隙は隣接しており，炎症が波及しやすい構造となっています。したがって，顎下間隙の感染がある患者において，開口障害が合併した場合，それは咽頭外側間隙への感染波及を意味します。
　　　　顎下間隙−咽頭外側間隙−咽頭後間隙はそれぞれ感染が波及しやすく，咽頭後間隙からは危険間隙，気道狭窄，縦隔炎となるリスクがあります。
　　　　また，咽頭外側間隙には内頸動静脈，脳神経，交感神経があり，Lemierre症候群のリスクになり，顎下間隙では同様に気道狭窄や嚥下障害，Ludwig's anginaのリスクとなります。

A

B

Cの切断面

下顎骨の顎舌骨筋の付着部

C（**A**の断面を上から見たところ）

咽頭後間隙
咽頭外側間隙

内側翼突筋
広頸筋
顎舌骨筋
オトガイ舌筋
オトガイ舌骨筋
顎二腹筋

顎下間隙 ┃ 舌下間隙
　　　　 ┃ 顎舌骨筋下間隙

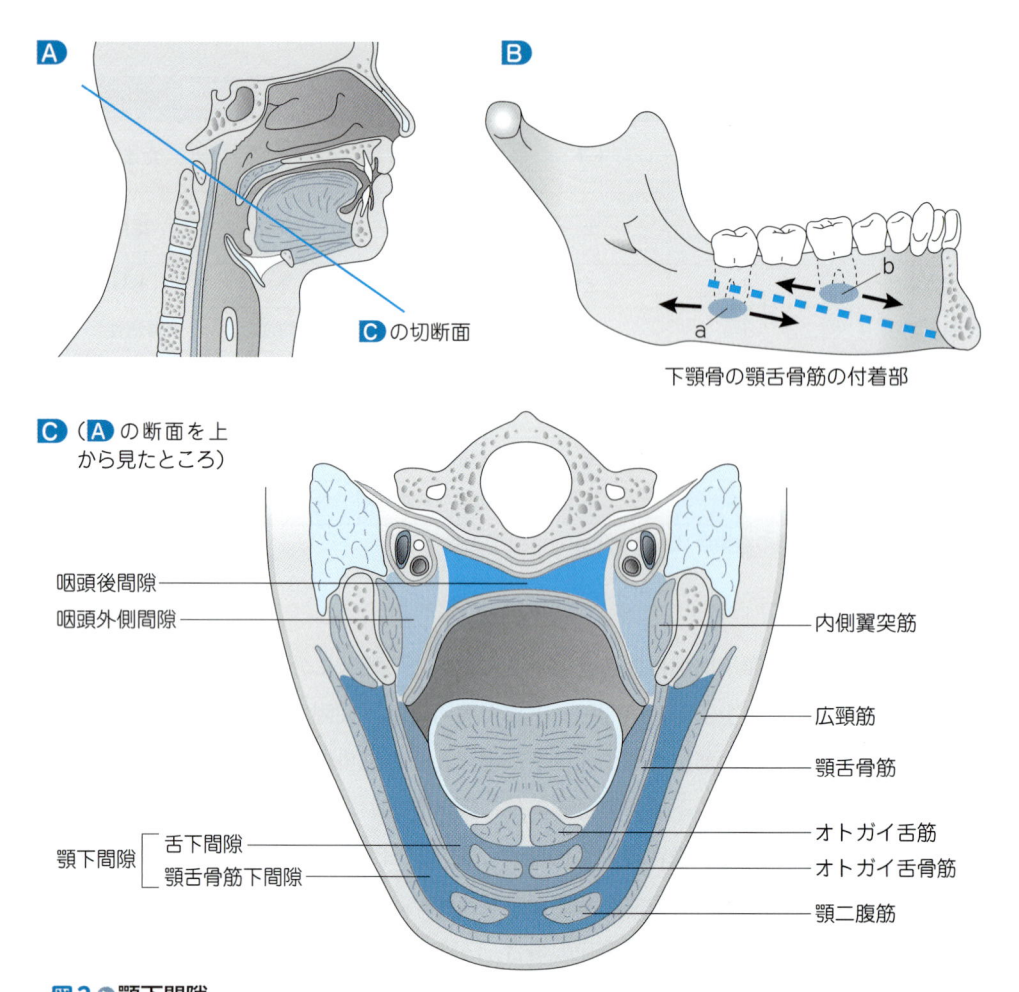

図2 ● 顎下間隙

　　　　したがって，深頸部感染症ではこの3箇所をしっかりと押さえておきましょう。

(研修医)● わかりました。

(指導医)● この患者さんでは，頭頸部CTにて左外側間隙の膿瘍形成，血栓性静脈炎が認められました。また胸部X線写真，CTにて敗血症性塞栓が疑われる結節病変，血液培養より*Fusobacterium necrophorum*が検出され，Lemierre症候群と診断しました。スルバクタム・アンピシリン（SBT/ABPC）にて治療し，徐々に改善傾向となっています。

2　深頸部感染症の原因，原因菌，治療

深頸部感染症の原因は？

(研修医)● ところで深頸部感染症の原因は何が多いのでしょうか？

(指導医)● 報告により差はありますが，多いのは歯牙に由来する感染症，咽頭扁

桃炎/扁桃周囲膿瘍腔の波及，唾液腺感染，異物（魚骨など）です．術後や外傷性もあります．明らかな原因が不明なものも16.8～73.4%で認められます[5, 10]．

咽頭後間隙や咽頭外側間隙の感染は咽頭扁桃炎/扁桃周囲膿瘍，異物が原因となりやすく，Lemierre症候群の87%は咽頭炎が先行します[7]．

一方で顎下間隙の感染症は，口腔底の擦過傷や顎骨骨折，異物，舌腫瘍，唾液腺炎，下顎臼歯の歯根尖端周囲膿瘍が原因となります[3]．

原因菌は何が多い？

指導医 ● 深頸部感染症の原因菌ですが，中国の扁桃周囲膿瘍を除いた深頸部感染症の報告をみますと，まず原因菌が判明したのが37.7～46.2%と半数以下です[5, 6]．

研修医 ● 意外と少ない．

指導医 ● 原因となる病原体は*Streptococcus viridans*，*Staphylococcus aureus*，*Klebsiella pneumoniae*，α溶連菌，β溶連菌がそれぞれ1割前後．嫌気性菌では*Bacteroides fragilis*，*Peptostreptococcus*，*Pasteurella*，*Prevotella*，*Gemella morbillorum*，*Enterobacter cloacae*，*Actinomyces meyeri*などが報告があります[5]．

Lemierre症候群では*Fusobacterium necrophorum*が7割を占めます[11]．

研修医 ● 抗菌薬の選択は口腔内常在菌と，嫌気性菌のカバーを考えたらよさそうですね．

あとは膿瘍のドレナージをしっかりと行うことが重要ですね．

> **目からウロコの診療ポイント**
>
> **その1** 改善しない咽頭炎で頸部痛を訴える場合は要注意。
>
> **その2** 深頸部感染症を疑った際はどの部位に感染が波及しているかを意識して診察する。重要な間隙は3箇所であり，咽頭外側間隙，咽頭後間隙，顎下間隙。
>
> **その3** 開口障害，咀嚼時の疼痛がある場合は咽頭外側間隙の内側翼突筋の障害を考慮する。
>
> **その4** 咽頭後間隙の後方には危険間隙があり，縦隔炎のリスクとなる。
>
> **その5** 咽頭外側間隙の後部の炎症で，血栓性静脈炎を呈するのがLemierre症候群，両側の顎下間隙の感染症がLudwig's anginaである。

文献

1) Vieira F, et al：Otolaryngol Clin North Am. 2008 Jun；41(3)：459-83.
2) 若島純一, ほか：耳鼻臨床. 2004；97：1007-13.
3) Reynolds SC, et al：Infect Dis Clin North Am. 2007 Jun；21(2)：557-76.
4) Santos Gorjón P, et al：Acta Otorrinolaringol Esp. 2012 Jan-Feb；63(1)：31-41.
5) Lee JK, et al：Yonsei Med J. 2007 Feb 28；48(1)：55-62.
6) Yang W, et al：Medicine (Baltimore). 2015 Jul；94(27)：e994.
7) Wright WF, et al：South Med J. 2012 May；105(5)：283-8.
8) Jaworsky D, et al：Crit Care Clin. 2013 Jul；29(3)：443-63.
9) Vieira F, et al：Otolaryngol Clin North Am. 2008 Jun；41(3)：459-83.
10) Bakir S, et al：Am J Otolaryngol. 2012 Jan-Feb；33(1)：56-63.
11) Chirinos JA, et al：Medicine (Baltimore). 2002 Nov；81(6)：458-65.

12 肺炎①：肺炎の診断

症例

73歳男性。主訴は咳嗽，呼吸苦。
来院2日前までは特に問題なく生活できていたが，昨日より倦怠感，咳嗽を認めた。来院当日朝には38℃の発熱，労作時の呼吸苦，体動困難が認められ，救急要請し，救急外来へ搬送された。
喫煙歴なし。飲酒は機会飲酒程度。旅行歴，温泉歴はなし。循環風呂の使用もなし。
既往歴：高血圧，糖尿病。
内服：アムロジピン 5mg/日，メトホルミン 1,000mg/日。
バイタルサイン：意識清明，血圧 140/76mmHg，心拍数 98回/分，呼吸数 32回/分，SpO_2 88～90％（室内気），体温 38.6℃。

指導医● 先週ERに搬送された症例です。第一印象として診断は何ですか？
研修医● ……肺炎っぽいですね。
指導医● どの辺が？
研修医● いや……全体的に。肺炎でしょ。これは。
指導医● まあ，そうなのですけども。
知識の確認として，まずどの辺が肺炎っぽいかを明らかにしていきましょう。

1 肺炎の診断──ここがポイント！

どのような病歴，バイタルサインに注目するか？

指導医● 病歴，症状の肺炎に対する感度・特異度を（**表1**）[1, 2]に示します。
ポイントは，<u>上気道症状がなく，下気道症状があるという点</u>です。
上気道症状というのは鼻汁や咽頭痛ですね。下気道症状は咳嗽や喀痰，呼吸苦になります。喀痰や咳嗽は鼻汁が原因となる（後鼻漏）こともありますので，注意が必要です。
さて，バイタルサインではどこに注目しましょうか？

表1 ● 肺炎に対する病歴，症状の感度，特異度

所見	感度	特異度	LR（＋）	LR（－）
咳嗽	83%	54%	1.8	0.31
呼吸困難	63%	55%	1.4	0.67
喀痰	78%	40%	1.3	0.55
発熱	44〜63%	63〜79%	1.7〜2.1	0.59〜0.71
悪寒	32〜62%	52〜80%	1.3〜1.7	0.70〜0.85
発熱＋悪寒*	51%	66%	1.5	―
発熱＋悪寒＋咳嗽*	40%	81%	2.1	―
咽頭痛	57%	27%	0.78	1.6
鼻汁	67%	14%	0.78	2.4
咽頭痛＋鼻汁*	9%	74%	0.3	―

（文献1より，*：文献2より）

表2 ● 肺炎に対するバイタルサインの感度，特異度

バイタルサイン	感度	特異度	LR（＋）	LR（－）
体温≧37.8℃	26〜67%	52〜94%	1.4〜4.4	0.58〜0.78
呼吸数＞25回/分	27〜39%	74〜92%	1.5〜3.4	0.78〜0.82
呼吸数＞30回/分	29%	89%	2.6	0.8
心拍数＞100回/分	50〜64%	69〜72%	1.6〜2.3	0.49〜0.73
体温≧38℃＋呼吸数＞20回/分*	32%	88%	2.6	―
発熱＋呼吸数＞30回/分*	24%	92%	3.2	―
体温≧38℃＋呼吸数＞20回/分＋SpO$_2$＜90%	8%	99%	14.6	―
バイタルサイン正常*	14%	56%	0.3	―

（文献1より，*：文献2より）

(研修医) ● ……体温？

(指導医) ● 肺炎を疑う患者で最も重要なバイタルサインは呼吸数です。

近頃は自動血圧計で血圧を，体温計で体温を，O$_2$サチュレーションモニターで心拍数，SpO$_2$を評価して，それでお終いとしていることもあり呼吸数を評価する習慣がない施設や医師がいますが，後で説明する肺炎の重症度評価や経過のフォローにも有用なので，とても重要です。意識して評価しましょう。

バイタルサインの感度，特異度を（**表2**）[1, 2]にまとめます。

(研修医) ● なるほど！（呼吸数の評価をしていませんでした……）

この患者さんでは，発熱，多呼吸（≧30/回），低酸素（SpO$_2$＜90%）……ということはやはり肺炎ですね。

身体所見で注目するポイントは

指導医● さて，肺炎の身体所見ですが。当然重要なのは呼吸音の聴診ですね。

研修医● ラ音はしっかり意識して聞くようにしています。

指導医● ラ音以外はどうですか？
ちなみに肺炎患者でラ音を認めるのはどのくらいかわかりますか？

研修医● えーっと……半分くらいでしょうか？

指導医● 正解です。細菌性肺炎，非定型肺炎の4〜6割はラ音が認められないとの報告があります（メモ）[3]。
肺炎患者で有用な身体所見を（表3）[1]に示します。
肺炎を疑った場合は，ラ音のみではなく呼吸音の左右差や気管支呼吸音も意識して評価することが重要です。

研修医● 気管支呼吸音って何ですか？

指導医● 正常の呼吸音を肺胞呼吸音と呼びます。
肺胞に空気が流入し，流出する音であり，気流は遅いため低調の柔らかい音になります。吸気と呼気の気流音は連続し，吸気時のほうが長く聴取されます。
一方で気管支では気流は早く，抵抗も少ないため高調の音になります。吸気と呼気の間は気管支に気流は生じないため，断続性の音になります。これを気管支呼吸音と呼びます（表4）[4]。
気管支呼吸音は健常人でも気管支周囲で聴取しますが，これが肺末梢で聴取された場合，肺胞が虚脱していることを示唆します。

表3 ● 肺炎に対する身体所見の感度，特異度

所見	感度	特異度	LR（＋）	LR（−）
非対称性呼吸	4%	100%	∞	0.96
呼吸音減弱	33〜48%	81〜86%	2.3〜2.5	0.64〜0.78
気管支呼吸音	13%	96%	3.5	0.9
ヤギ音	5〜28%	94〜99%	2.0〜8.6	0.76〜0.96
ラ音	19〜49%	76〜92%	1.6〜2.7	0.62〜0.87
いびき音（rhonchi）	35〜53%	63〜77%	1.4〜1.5	0.76〜0.85
胸部打診にて濁音	12〜26%	94%	2.2〜4.3	0.79〜0.93

（文献1より）

表4 ▶ 肺胞呼吸音と気管支呼吸音

	肺胞呼吸音	気管支呼吸音
タイミング	吸気 呼気	吸気 呼気
強さ	柔らかい音	強い音
音程	低音	高音（300〜400Hz）
健常人で聴取する部位	肺底部	気管，右肺尖部

（文献4より）

ラ音（crackle）にこだわってみよう

指導医 ● ラ音を聞くときは，その数やタイミングに注意して聞いていますか？

研修医 ● 正直あまり注意していないです。ある，なしで評価してしまっていますね。

指導医 ● 肺炎におけるラ音は，病状のフォローや，非定型肺炎の評価に役立つ可能性があるので，せめてタイミングはしっかりと評価するとよいでしょう。

研修医 ● タイミングですか？

指導医 ● はい。日本国内における肺炎症例において，ラ音のタイミングを評価した報告[3]では，吸気時全体で聴取する場合は細菌性肺炎を，吸気終末で聴取する場合は非定型肺炎の可能性が上昇する結果でした（メモ）。

ラ音を認める肺炎患者において，吸気終末でラ音が認められれば，感度80％，特異度84.7％で非定型肺炎を示唆します。

> **メモ** 183例の肺炎患者において，ラ音を評価した後ろ向き研究[3]
> - 沖縄中部病院における研究。
> - 上記のうち100例が細菌性肺炎，83例が非定型肺炎と診断された。
> - ラ音が吸気全体で聴取されるのは細菌性肺炎で有意に多い（49％ vs 6％）。
> - 吸気終末で聴取されるのは非定型肺炎で有意に多い結果（9.0％ vs 33.7％）。
> - 原因菌と聴取するラ音のタイミング（**表5**）[3]。

指導医 ● また，ラ音の変化は肺炎のフォローにも有用で，治療に伴いラ音は吸気全体から吸気終末のみへ変化します[5]。これも肺炎の経過フォローの際に役立つため，覚えておくとよいでしょう。

研修医 ● わかりました。次から注意します。

表5 ● 原因菌と聴取するラ音のタイミング

原因菌（n）	吸気全体	吸気終末	ラ音なし
肺炎球菌（43）	48.8%	7%	44.2%
インフルエンザ桿菌（34）	44.1%	8.8%	44.1%
ブドウ球菌（10）	50.0%	20.0%	30.0%
モラキセラ肺炎（7）	42.9%	14.3%	42.9%
クレブシエラ肺炎（6）	83.3%	16.7%	0
マイコプラズマ肺炎（74）	5.4%	33.8%	58.1%
レジオネラ（7）	14.3%	42.9%	42.9%
クラミジア肺炎（2）	0	0	100%

（文献3より）

肺炎の画像評価は？

- 指導医 ● 肺炎を疑ったら，胸部X線ですが，胸部X線の感度はどの程度かわかりますか？
- 研修医 ● 結構高いと思います。9割くらいでしょうか？
- 指導医 ● メタアナリシスでは胸部X線の感度77％［95％信頼区間（CI）：73〜80］，特異度91％［95％（CI）：87〜94］とされています[6]。大体60〜80％程度と覚えておいてください。特に寝たきりの患者ではさらに感度は低く30〜60％程度です[7]。
- 研修医 ● となると，X線で明らかな肺炎像がなくても否定は難しいということですね。となると胸部CTに頼らねばなりませんか？
- 指導医 ● CTの前に，肺エコーが肺炎の診断に有用で，しかも侵襲も少ないということを覚えておくとよいでしょう。肺炎に対する感度95％［95％（CI）：93〜97］，特異度90％［95％（CI）：86〜94］とほぼCTに匹敵する診断能があります[6]。
- 研修医 ● 肺のエコーですか？ どうやるのでしょうか？
- 指導医 ● それはまた今度詳しく説明しますね（「TIPS 2．肺エコー」を参照）。

> **目からウロコの診療ポイント**
>
> **その1** 肺炎を疑うポイントは，上気道症状がなく下気道症状があるという点。
>
> **その2** バイタルサインで重要なのは呼吸数。診断のみならず，フォローでも重要なパラメータとなる。
>
> **その3** 身体所見では，ラ音の有無だけではなく，呼吸音の左右差，気管支音を意識することも重要。肺炎の半分はラ音を認めない。
>
> **その4** ラ音の違いを意識すると細菌性肺炎や非定型肺炎が鑑別可能かもしれない。また肺炎は改善するに従い，ラ音が吸気終末に移動する。
>
> **その5** 胸部X線の感度は60〜80％程度。肺エコーはCTに匹敵する診断能を誇る検査。

文献

1) Metlay JP, et al：JAMA. 1997 Nov 5；278(17)：1440-5.
2) Saldías F, et al：Rev Med Chil. 2007 Apr；135(4)：517-28.
3) Norisue Y, et al：Postgrad Med J. 2008 Aug；84(994)：432-6.
4) Sarkar M, et al：Ann Thorac Med. 2015 Jul-Sep；10(3)：158-68.
5) Piirilä P：Chest. 1992 Jul；102(1)：176-83.
6) Ye X, et al：PLoS One. 2015 Jun 24；10(6)：e0130066.
7) Esayag Y, et al：Am J Med. 2010 Jan；123(1)：88.e1-5.

13 肺炎②：市中肺炎のマネージメント

症例

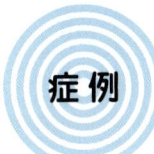

73歳男性，「12．肺炎①：肺炎の診断」と同症例。
意識は清明で見当識障害も認めず。
身体所見にて左背側の呼吸音減弱，気管支音を聴取した。
胸部X線写真では同部位に浸潤影を認め，肺炎と診断した。
血液検査：WBC 11,000/μL（好中球 87％，リンパ球 10％），Hb 13.2 g/dL，血小板 18万/μL。
AST 25 IU/L，ALT 22 IU/L，ALP 210 IU/L，γ-GT 32 IU/L，LDH 220 IU/L，TP 7.2 g/dL，Alb 3.7 g/dL，BUN 24 mg/dL，Cr 0.8 mg/dL，Na 132 mEq/L，K 3.8 mEq/L，Cl 101 mEq/L，CRP 12 mg/dL，血糖 182 mg/dL。
動脈血ガス：pH 7.32，PaO_2 65 mmHg，$PaCO_2$ 30 mmHg，HCO_3^- 18 mmol/L，乳酸 2.2 mmol/L。

1 市中肺炎のマネージメント：重症度評価

指導医●これまでは肺炎の診断についてでしたが，肺炎の評価，診断と同時に治療方針も決めていかねばなりませんね。

外来で診る？ 入院させる？

指導医●肺炎の重症度や入院適応を評価する方法を知っていますか？

研修医●PORTスコア (pneumonia severity index；PSI) やCURB-65はよく聞きます。

指導医●そうですね。双方とも死亡リスクを評価するためのスコアです。PORTスコア (PSI) の計算はできますか？

研修医●いや，無理です。調べないと。CURB-65は覚えていますので，主にそちらを使っています。

指導医●PORTスコア(PSI)は複雑ですね。双方とも一応紹介しておきます（**表 1**[1]，**2**[2]）。

表1 ● PORTスコア

1 年齢		男性；年齢＝pt，女性；年齢－10＝pt			
2 施設入居者		+10pt			
3 合併症		4 身体所見		5 検査所見，X線写真	
悪性疾患	+30	見当識障害	+20	動脈血pH＜7.35	+30
肝疾患	+20	呼吸数≧30	+20	BUN≧30	+20
心不全	+10	sBP＜90	+20	Na＜130	+20
脳血管疾患	+10	体温＜35，≧40	+15	血糖≧250mg/dL	+10
腎疾患	+10	心拍数≧125	+10	Ht＜30%	+10
				PaO$_2$＜60mmHg	+10
				胸水	+10

	点数	30日死亡率(%)
Class I	0	0.13 [0.0～0.38]
Class II	≦70	0.63 [0.0～1.3]
Class III	71～90	0.92 [0.0～2.0]
Class IV	91～130	9.3 [6.7～12]
Class V	＞130	27 [21～33]

[ ]内は95%信頼区間(CI)

（文献1より）

表2 ● CURB-65

confusion	意識変容
urea	BUN＞19mg/dL
respiration	呼吸数＞30/分
BP	血圧＜90/60mmHg
65	年齢≧65歳

CURB-65 項目	死亡率
0	0.6%
1	2.7%
2	6.8%
3	14.0%
4～5	27.8%

（文献2より）

PSIでClass IV，V，CURB-65で≧2は入院加療とすることが推奨されています[3]。

(研修医)● どちらのほうがよいのでしょうか？

(指導医)● 双方とも重症度の評価においては大差ありません[4]。PSIは覚えにくく，動脈血ガスを評価する必要もあるため，CURB-65のほうが使い勝手はよいでしょう。

ただし，医療・介護関連肺炎 (health-care associated pneumonia；HCAP) ではPSIのみ相関性があり，CURB-65は相関性がありませんので注意が必要です[5]。具体的にはHCAPではCURB-65が低くても死亡リスクは高くなってしまいます。

(研修医)● あくまでも市中肺炎でCURB-65を使用するということですね。
この患者さんでは，CURB-65で3項目当てはまりますので入院適応と考えます。
先生も普段はCURB-65で入院適応を判断しているのですか？

(指導医)● 自分はぶっちゃけますと，バイタルサイン（意識状態と呼吸数，心拍数，血圧）とSpO_2（室内気），食事が摂れるかどうかで判断していますね。偉そうに言ってすみません。
あと日本国内より，市中肺炎に限らず肺炎全般において，死亡リスク因子を評価した報告では，以下の項目が死亡リスク因子となりました[6]。スコアと併せて覚えておくとよいでしょう。

- 寝たきり，車椅子（OR 3.34 [1.84～6.05]）
- 呼吸数≧30/分（OR 2.33 [1.28～4.24]）
- アルブミン＜3.0 g/dL（OR 3.39 [1.83～6.28]）
- BUN≧20 mg/L（OR 2.20 [1.13～4.30]）
- 動脈血pH＜7.35（OR 3.13 [1.52～6.42]）

[＊[ ]内は95％信頼区間：(CI)]

ICU管理になりそうなリスクは？

(研修医)● ICUで管理すべき市中肺炎はどんな症例ですか？

(指導医)● それは当然，挿管管理となる症例や，昇圧薬を必要とする症例でしょう。

(研修医)● それを予測する因子というのはあるのですか？
この間，連休前に入院とした市中肺炎症例が，連休が明けたら挿管されてICUに移されていたことがありまして，予測できなかったのかとヘコみました。

(指導医)● そういうのってヘコみますよね。
確かにICU管理となるかもしれない症例が予測できると，設備が限られている病院では転院も考慮できますし，家族へ前もって説明しておくことで不要なトラブルも避けられますしね。
ICU管理となる症例（挿管，昇圧薬が必要となる症例）のリスクを評価するものはIDSA/ATSの重症市中肺炎クライテリア[7,8]，SMART-COPスコア[9]があります。
IDSA/ATS 重症市中肺炎クライテリアは2007年の重症市中肺炎ガイドラインで提唱され，**表3**の9項目を評価します[7]。その後追試され，9項目中3項目は影響が少ないと結論づけられ，Simplified IDSA/ATSクライテリアとして6項目で評価されるものも出てきました[8]。

このクライテリアで3項目以上を満たす場合は要注意と言えるでしょう。

SMART-COPは**表4**[9]の項目を評価します。

3点以上ならば中〜高リスク群となります。特に5点以上ではかなり注意が必要ですね。

表3 ▶ IDSA/ATS 重症市中肺炎クライテリア

呼吸数≧30/分	BUN≧20mg/dL
PaO_2/FiO_2≦250	〔白血球減少（＜4,000/μL）〕
多発性の浸潤影	〔血小板低下（＜10万/μL）〕
意識変容，障害	〔低体温（深部温≦36℃）〕
補液療法を必要とする低血圧	

〔　〕内はSimplified IDSA/ATSクライテリアで除外された項目

満たす項目数とICU管理となるリスク

項目数	LR（＋）	LR（−）
1	2	＜0.1
2	3	0.1〜0.2
3	4〜5	0.3〜0.4
4	8〜10	0.4〜0.6
5	＞10	0.7〜0.9

（文献7，8より）

表4 ▶ SMART-COP

	点数		点数
sBP低値＜90mmHg	2	頻脈≧125/分	1
多発性の浸潤影	1	意識変容	1
Alb低値＜3.5g/dL	1	低酸素[*2]	2
多呼吸[*1]	1	動脈血pH＜7.35	2

＊1：＞50歳では≧30/分，≦50歳では≧25/分
＊2：＞50歳ではPaO_2＜60mmHg，SpO_2≦90％，P/F＜250
　　 ≦50歳ではPaO_2＜70mmHg，SpO_2≦93％，P/F＜333

スコアとICU管理となるリスク

	リスク	プライマリケア＊	リスク
0〜2	低リスク群	0	最低リスク
3〜4	中リスク（8人に1人）	1	低リスク（1/20）
5〜6	高リスク（3人に1人）	2	中リスク（1/10）
≧7	最高リスク（3人に2人）	3	高リスク（1/6）
		≧4	最高リスク（1/3）

＊：プライマリケアセッティングにおける評価（血液検査，血液ガス検査ができない状況）

（文献9より）

(研修医)● 大体どの評価スコアも項目が重なっているところが多いですね。

(指導医)● そうですね。その項目は特に重要ということです。その辺を意識して診療できるようになるとよいですね。
ちなみにバイタルサインで常に含まれているものは？

(研修医)● 呼吸数です！

2 市中肺炎のマネージメント：原因菌，抗菌薬選択はどうする？

市中肺炎の原因菌は？

(指導医)● 抗菌薬選択を考えるにあたって，重要なのは原因菌ですね。
市中肺炎で多い原因は何でしょうか？

(研修医)● 肺炎球菌が一番多いと思います。あとはインフルエンザ桿菌，マイコプラズマでしょうか。

(指導医)● いいですね。日本国内の市中肺炎の原因菌頻度を**表5**[10]に示します。
多い原因菌は肺炎球菌，インフルエンザ桿菌，マイコプラズマといったところでしょうか。

(研修医)● これを元に抗菌薬を考えて，培養結果に応じて変更したらよいということですね。

(指導医)● それもそうなのですが，もう少し絞る努力をしましょう。
すぐに結果が得られる検査としては，グラム染色と喀痰，咽頭ぬぐい液の迅速抗体検査，尿中抗原検査，マイコプラズマ迅速抗体検査，喀痰PCR (loop-mediated isothermal amplification；LAMP法) がありますね。
多いので，それらの特徴をまとめてみます (**表6**)[11～19]。
特にグラム染色は簡便で，費用もかかりません。しかも経過フォロー

表5 ● 日本国内の市中肺炎の原因菌

原因菌	頻度	原因菌	頻度
肺炎球菌	20.5%	クラミジア肺炎	7.5%
インフルエンザ桿菌	11%	レジオネラ	1.0%
黄色ブドウ球菌	5.0%	*Chlamydia psittaci*（オウム病）	1.0%
モラキセラ	3.0%	*Chlamydia burnetii*（Q熱）	0.5%
腸内細菌群	2.5%	ウイルス性	3%
緑膿菌	2.0%	その他	2.0%
嫌気性菌	4.0%	不明	41.5%
マイコプラズマ	9.5%		

（文献10より）

表6 ● 当日中に結果が判明する肺炎原因菌を評価する検査

検査	診断能	備考
喀痰グラム染色	良好な検体が得られれば肺炎球菌に対する感度82％，特異度93％，黄色ブドウ球菌に対する感度76％，特異度96％，インフルエンザ桿菌に対する感度79％，特異度96％　GNRに対する感度78％，特異度95％で判別可能*1	ただし，良好な検体が得られるのが全体の1〜2割程度のみ*1, *2
尿中肺炎球菌抗原	肺炎球菌性肺炎に対する感度74％［66.6〜82.3］，特異度97.2％［92.7〜99.8］*3	肺炎後7〜12週は陽性が持続する*4。胸水や髄液検体でも評価可能*5
レジオネラ尿中抗原	感度74％［68〜81］，特異度99.1％［98.4〜99.7］*6	レジオネラ1型のみ検出可能。
マイコプラズマ迅速抗体（イムノカードマイコプラズマ抗体）	ペア血清をリファレンススタンダードとすると感度67％，特異度85％*7	特異的IgMを評価するため，発症早期では偽陰性が増加するリスクがある
迅速PCR検査（LAMP法）	マイコプラズマに対する感度89.5％，特異度100％*8　レジオネラに対する感度91.3％，特異度100％*9	マイコプラズマ，レジオネラ，結核に保険適用あり。咽頭ぬぐい液より喀痰を用いたほうが感度は良好。レジオネラは全タイプを検出可能

［　］内は95％信頼区間（CI）
（*1：文献11, *2：文献12, *3：文献13, *4：文献14, *5：文献15, *6：文献16, *7：文献17, *8：文献18, *9：文献19より）

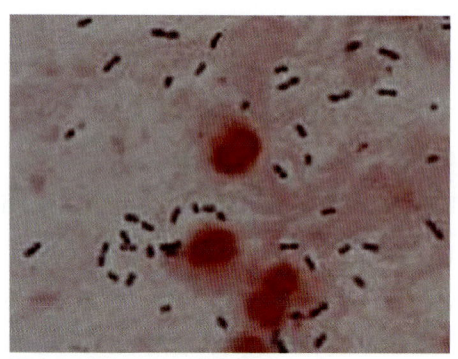

図1 ● 喀痰グラム染色像

にも有用ですので，お勧めです。

指導医 ● この症例では喀痰のグラム染色を行い，莢膜をもつグラム陽性双球菌がしっかりと認められました（図1）。さて，原因菌はなんでしょうか？

研修医 ● これは肺炎球菌でよさそうですね。

非定型肺炎の可能性は？

指導医 ● 市中肺炎の2割程度が非定型肺炎（マイコプラズマ，クラミジア，レジオネラ肺炎）であり，それらのリスク評価も重要ですね。疑いが強ければ抗菌薬カバーが必要です。

研修医 ● 市中肺炎では同じような症状がある患者への曝露歴や，温泉，24時

間循環風呂の曝露歴，ペットの有無などを確認しています。

- 指導医●いいですね。症状，所見からは細菌性肺炎と非定型肺炎はどのように鑑別できるでしょうか？
- 研修医●若い患者の肺炎とか，胸部所見が乏しい割に，咳嗽が強いとかそういった場合は非定型肺炎の可能性が高いと思います。
- 指導医●いいところをついていますね。
細菌性肺炎と非定型肺炎の鑑別で有用な所見を**表7**[20)]にまとめますね。この症例では非定型を疑うところは乏しいと考えました。

抗菌薬選択/投与期間はどうするか？

- 指導医●いままでの検査，評価で原因菌がある程度絞ることができれば，それに合わせた抗菌薬を使用すればよいですね。

  肺炎球菌ならばペニシリンGでもよいくらいです。インフルエンザ桿菌ならば第三世代セフェムや，その病院，地域の抗菌薬感受性に合わせて考慮したらよいでしょう。非定型を疑うならばそれにマクロライド系抗菌薬を追加すればよいですね。
- 研修医●βラクタム系抗菌薬と，マクロライド系抗菌薬を併用する人が多く，一度聞いてみたら「併用のほうが予後がよい」と言っていました。
- 指導医●あー，それね。確かに，市中肺炎で入院する症例を対象とした観察研

表7 非定型肺炎と細菌性肺炎の鑑別点

	感度(%)	特異度(%)	LR(+)	LR(-)
60歳未満	83 [77～88]	73 [69～77]	3.1 [2.7～3.7]	0.2 [0.2～0.3]
	52 [42～61]	73 [69～77]	1.9 [1.5～2.5]	0.7 [0.5～0.8]
基礎疾患なし	88 [82～92]	71 [67～75]	3.0 [2.6～3.5]	0.2 [0.1～0.3]
	62 [52～71]	71 [67～75]	2.1 [1.7～2.6]	0.5 [0.4～0.7]
激しい咳嗽	75 [68～81]	77 [73～81]	3.3 [2.8～4.0]	0.3 [0.3～0.4]
	70 [60～78]	77 [73～81]	3.1 [2.5～3.8]	0.4 [0.3～0.5]
乏しい胸部所見	70 [63～77]	85 [81～88]	4.6 [3.7～5.8]	0.4 [0.3～0.4]
	56 [46～66]	85 [81～88]	3.7 [2.9～4.9]	0.5 [0.4～0.6]
喀痰なし グラム染色陰性	80 [74～86]	73 [69～76]	2.9 [2.5～3.4]	0.3 [0.2～0.4]
	79 [69～86]	73 [69～76]	2.9 [2.4～3.4]	0.3 [0.2～0.4]
WBC < 10,000/μL	82 [76～88]	64 [59～68]	2.3 [2.0～2.6]	0.3 [0.2～0.4]
	72 [62～80]	64 [59～68]	2.0 [1.7～2.3]	0.4 [0.3～0.6]
上記4項目以上	77.0	93.0	11	0.2

上段がマイコプラズマ肺炎 vs 細菌性肺炎の鑑別，下段がクラミジア肺炎vs細菌性肺炎の鑑別。
[　]内は95％信頼区間(CI)

（文献20より）

究では，βラクタムとマクロライド系の併用により死亡リスクは有意に低下するという報告は多くあります。メタアナリシスでも，マクロライド系の併用により死亡リスクは有意に低下する結果でした［RR（相対危険度）0.78［95％ CI：0.64〜0.95］］[21]。

(研修医) ● じゃあ基本的に併用したらいいってことですね。

(指導医) ● ただし，後ろ向きの観察研究が多く，ランダム化対照試験（RCT）のメタアナリシスでは有意差はありません（RR 1.13［95％CI：0.65〜1.98］）[21]。市中肺炎で入院した患者（PSI Class≦Ⅳ）を対象した非盲検ランダム比較試験では，マクロライド系の併用の有無で死亡リスクは有意差は認めず[22]，市中肺炎症例を対象としたクラスターRCTでも併用による死亡リスク改善効果は認めていません[23]。

(研修医) ● じゃあ併用にこだわらなくていいですね。

(指導医) ● 少なくとも，PSI Class≦Ⅳで，非定型肺炎の可能性が低いならば併用する必要はないと思います。
重症例ではその限りではなく，抗菌薬を外すと死亡するリスクも高くなるので，併用してもよいと思います。というか，していますね。
ただ，この症例のように自信を持って肺炎球菌だ，と言える症例では投与しないことが多いですね。

(研修医) ● 抗菌薬はどのくらいの期間投与すべきでしょうか？

(指導医) ● まあ経過によりますけれど，経過が問題なければ3〜7日間程度でよいです。3〜7日間の投与期間と10日間の投与期間で比較したメタアナリシスでは双方とも治療失敗，死亡リスクは有意差がありません[24]。基本的に非重症例ならば5日間程度，重症例ならば7日間と覚えたらよいです[3]。

3 市中肺炎のマネージメント：市中肺炎にステロイド？

(研修医) ● あと，最近市中肺炎の入院例にステロイドが投与されている例も目にします。COPDや喘息とは関係なく投与していました。
それも予後を改善するとか聞きましたけど。

(指導医) ● 市中肺炎に対するステロイド治療はここ数年で様々なRCTが発表されています。メチルプレドニゾロンを0.5mg/kg，12時間ごと投与やプレドニゾロン50mg/日を7日間使用することで，治療失敗率を有意に低下させ，臨床的改善も早め，入院期間を短縮させる効果が期待できます[25, 26]。ただし，死亡リスクの低下効果はありません。
メタアナリシスでは，死亡リスクRR 0.67［95％CI：0.45〜1.01］と有意差は認められず，人工呼吸器使用リスク低下効果［RR 0.45［95％

CI：0.26〜0.79］，NNT（治療必要数）20］，ARDSリスク低下効果（RR 0.24 [95%CI：0.10〜0.56]，NNT 16），臨床的安定までの期間の短縮効果（WMD－1.22日 [95%CI：－2.08〜－0.35]）が認められました[27]。一方でステロイド投与による高血糖リスクも上昇する（RR 1.49 [95%CI：1.01〜2.19]）ため，注意も必要です。

研修医● となると，全例で必要なわけではなくて，重症肺炎で挿管しそうな患者で考慮すべき治療と言えそうですね。
IDSA/ATSクライテリアやSMART-COPではこの患者さんは中リスク群に入ります。糖尿病もありますし，ステロイドの使用はよく考えたほうがよさそうですね。

指導医● そうですね。実際はステロイドを使用せずに治療を行いました。

4 市中肺炎のフォロー

疾患をフォローする際に重要なパラメータ

指導医● 肺炎に限らず，疾患のフォローでは局所パラメータと全身パラメータを意識するとよいです。

研修医● パラメータ？

指導医● **局所パラメータとは，疾患特異的な症状，所見**です。**全身パラメータは非特異的な症状，所見**ですね。
肺炎で言えば，局所パラメータは咳嗽，呼吸苦，胸痛，呼吸数，SpO_2，喀痰量，呼吸音，喀痰グラム染色所見，胸部画像所見といった肺炎で認められる症状や所見になります。
全身パラメータは倦怠感や発熱，CRPなど別に肺炎ではなくても認める症状や所見です。
これらを分けて評価することが大事です。

研修医● 両方のパラメータがよくなっていれば，経過は良好ということですね。**局所パラメータがよくなっているのに，全身パラメータが不変，増悪していればそれは他の疾患が隠れている可能性や，薬剤による副作用の可能性**があると考えるのですね。
両方のパラメータが改善していない場合は抗菌薬選択，投与量，肺炎の診断が正しいかどうかを再度確認する必要がありそうですね。

指導医● その通りですね。

研修医● これらのパラメータの判断は治療開始後どのあたりで判断すべきでしょうか？

指導医● 大体3，4日目で評価することが多いですね[3]。胸部X線写真は遅れて

改善してきますので，あまりパラメータとしては向きません。
最も早いパラメータは何でしょうか？

(研修医)● 発熱……？ CRP……？

(指導医)● 喀痰グラム染色ですよ．抗菌薬投与前と投与後数時間後の所見を比べてみるととてもよくわかります．細菌が変性している所見や，消失している所見が得られれば，抗菌薬は効いていると判断できます．エビデンスはありません．

肺炎におけるCRP

(研修医)● CRPはどうですか？ 総合診療科の先生の中にはCRPなんて意味がないという先生も多いじゃないですか．

(指導医)● 私はCRPは好きですよ．毛嫌いするのではなく，しっかりとCRPの変動パターンを知り，利用することは重要です．
市中肺炎におけるCRPは，大体治療開始後2日目より低下しはじめ，第4病日には最初の値の半分程度まで低下します[28]．
市中肺炎で入院した患者群において，第4病日にCRPが半分以下とならない場合，予後不良を示唆しました（30日死亡リスクの上昇OR 24.5［95％CI：6.4〜93.4］，挿管，昇圧薬使用リスクの上昇 OR 7.1［95％CI：2.8〜17.8］）（**メモ**）[29]．

> **メモ** 市中肺炎患者570例において，入院時と第4病日のCRP値を評価し，予後との関連を調べた前向き研究
> ・患者群の30日死亡率は9.6％．
> ・入院時のCRP値，入院後4日目のCRP変化率と予後（**表8**）[29]．

(研修医)● フォローも様々な方法を持っておくとよいですね．

表8 ● 入院時CRP，第4病日の変化率と予後

入院時CRP	入院4日目のCRPの変化	30日死亡率	挿管カテコラミン使用率	合併症*
全体	50％以上減少	0.5％	1.7％	2.3％
	増加，50％未満の減少	18.3％	22.6％	19.4％
<10mg/dL	50％以上減少	0％	0％	0％
	増加，50％未満の減少	15.4％	7.7％	15.4％
≧10mg/dL	50％以上減少	1.1％	3.3％	4.3％
	増加，50％未満の減少	18.8％	26.3％	20％

＊：膿胸，肺膿瘍，複雑性肺炎随伴性胸水

（文献29より）

> **目からウロコの診療ポイント**

- **その1** 市中肺炎においてPSIでClass Ⅳ，Ⅴ，CURB-65で≧2は入院加療とすることが推奨される。
- **その2** IDSA/ATS重症肺炎クライテリアで3項目以上を満たす場合，SMART-COP≧3点ではICU管理となるリスクが中等度以上あるため，注意が必要。
- **その3** 原因菌の迅速評価法はグラム染色，尿中抗体検査，血清迅速検査PCR（LAMP法）などがある。特にグラム染色は簡便，安価でフォローにも使用できるため有用である。
- **その4** 市中肺炎におけるβラクタム系抗菌薬とマクロライド系抗菌薬の併用療法は，非定型肺炎が疑われる場合と，重症例で原因菌がはっきりしない場合に考慮すればよい。
- **その5** 市中肺炎におけるステロイド治療は挿管リスクの軽減効果，ARDS合併リスクの低下効果が期待できる。それらのリスクがある場合に考慮すればよい。
- **その6** 疾患のフォローには全身パラメータと局所パラメータがあり，それらを意識して評価する。

文献

1) Fine MJ, et al : N Engl J Med. 1997 Jan 23 ; 336(4) : 243-50.
2) Ebell MH, et al : Fam Pract Manag. 2006 Apr ; 13(4) : 41-4.
3) Prina E, et al : Lancet. 2015 Sep 12 ; 386(9998) : 1097-108.
4) Buising KL, et al : Thorax. 2006 May ; 61(5) : 419-24.
5) Jeong BH, et al : Clin Infect Dis. 2013 Mar ; 56(5) : 625-32.
6) Shindo Y, et al : Lancet Infect Dis. 2015 Sep ; 15(9) : 1055-65.
7) Brown SM, et al : Crit Care Med. 2009 Dec ; 37(12) : 3010-6.
8) Salih W, et al : Eur Respir J. 2014 Mar ; 43(3) : 842-51.
9) Charles PG, et al : Clin Infect Dis. 2008 Aug 1 ; 47(3) : 375-84.
10) File TM : Lancet. 2003 Dec 13 ; 362(9400) : 1991-2001.
11) Anevlavis S, et al : J Infect. 2009 Aug ; 59(2) : 83-9.
12) García-Vázquez E, et al : Arch Intern Med. 2004 Sep 13 ; 164(16) : 1807-11.
13) Sinclair A, et al : J Clin Microbiol. 2013 Jul ; 51(7) : 2303-10.
14) Ishida T, et al : J Infect Chemother. 2004 Dec ; 10(6) : 359-63.
15) Werno AM, et al : Clin Infect Dis. 2008 Mar 15 ; 46(6) : 926-32.
16) Shimada T, et al : Chest. 2009 Dec ; 136(6) : 1576-85.
17) 布施 関, ほか：日本呼吸器学会雑誌. 2007 12 ; 45(12) : 936-42.
18) Loopamp® マイコプラズマP検出試薬キット添付文書
19) Loopamp® レジオネラ検出試薬キットC添付文書
20) Ishida T, et al : Respirology. 2007 Jan ; 12(1) : 104-10.
21) Asadi L, et al : Clin Infect Dis. 2012 Aug ; 55(3) : 371-80.
22) Garin N, et al : JAMA Intern Med. 2014 Dec ; 174(12) : 1894-901.
23) Postma DF, et al : N Engl J Med. 2015 Apr 2 ; 372(14) : 1312-23.

24) Li JZ, et al : Am J Med. 2007 Sep ; 120(9) : 783-90.
25) Torres A, et al : JAMA. 2015 Feb 17 ; 313(7) : 677-86.
26) Blum CA, et al : Lancet. 2015 Apr 18 ; 385(9977) : 1511-8.
27) Siemieniuk RA, et al : Ann Intern Med. 2015 Oct 6 ; 163(7) : 519-28.
28) Meijvis SC, et al : Lancet. 2011 Jun 11 ; 377(9782) : 2023-30.
29) Chalmers JD, et al : Am J Med. 2008 Mar ; 121(3) : 219-25.

14 肺炎③：誤嚥性肺臓炎/肺炎

症例

75歳女性。アルツハイマー型認知症があり，長期療養施設入所中の患者。昼食中にむせ込みがあり，その後発熱，咳嗽，喀痰増量，低酸素血症〔SpO_2 90％（室内気）〕が認められたため同日午後に受診した。
バイタルサイン：血圧 110/64 mmHg，心拍数 94 bpm，呼吸数 28回/分，SpO_2 88％（室内気），体温 37.8℃。
左背側の呼吸音の低下を認め，胸部X線写真にて左下肺の浸潤影が認められた。
既往歴：アルツハイマー型認知症，高血圧症。
内服薬：ドネペジル 5 mg/日，テルミサルタン 40 mg/日，クエチアピン 50 mg/日，ゾピクロン 7.5 mg/日。

指導医●内科をやっていると，よく経験する症例ですね。
研修医●はい。誤嚥性肺炎でよいと思います。先日も同様の症例がありました。
指導医●そのときはどのようなマネージメントをしましたか？
研修医●そのときは，施設入所者の肺炎で，誤嚥を契機に発症していますので，タゾバクタム・ピペラシリンで治療を開始しました。
絶食，補液管理を続けた後，リハビリを開始して，現在も入院中です。
指導医●なるほど。よくあるマネージメントと思います。
この手のcommon diseaseは誰しも慣れで診療してしまうため，改めて考える必要がありそうですね。この症例から誤嚥による肺疾患，このような患者での抗菌薬選択，入院中に介入するポイントを勉強しましょう。

1 誤嚥による肺疾患

誤嚥関連性肺疾患にはどのようなものがあるか？

指導医●誤嚥が原因で様々な呼吸器疾患を生じますが，どのようなものがあるかわかりますか？

表1 ● 誤嚥に関連する呼吸器疾患

気道疾患	肺疾患
・声帯機能障害 ・気道異物 ・気管支拡張症 ・気管攣縮（喘息発作） ・びまん性誤嚥性細気管支炎 ・閉塞性細気管支炎症候群	・誤嚥性肺臓炎 ・誤嚥性肺炎 ・外因性リポイド肺炎 ・間質性肺炎（肺線維症）

（文献1より）

研修医 ● 窒息と，誤嚥性肺炎，あとは肺膿瘍？

指導医 ● 誤嚥に関連する呼吸器疾患には**表1**[1]のようなものがあります。特に多いのが誤嚥性肺臓炎や誤嚥性肺炎，気管攣縮でしょう。

研修医 ● 誤嚥性肺"臓"炎と誤嚥性肺炎があるのですか？ 何が違うのでしょうか？

誤嚥性肺臓炎と誤嚥性肺炎の違いは？

指導医 ● **誤嚥性肺臓炎は，胃内容物の誤嚥による化学性肺炎**のことを言います。別名Mendelson症候群と呼びます。pH＜2.5の胃酸を誤嚥することで生じる肺炎ですが，pHが＞2.5でもほかの物質により肺障害を生じるため，あまりこだわらなくてもよいです[2]。

反応は二相性で，誤嚥して1〜2時間は酸による直接的な上皮傷害が生じ，その後白血球浸潤による炎症反応が生じます。重症例では急性呼吸窮迫症候群（ARDS）となることもあります。胃酸は通常無菌性であるため，**細菌の関与はありません**[3]。

研修医 ● では誤嚥性肺臓炎では抗菌薬の必要はないということですか？

指導医 ● そういうことですね。この症例のように，明らかな誤嚥のエピソードがあり，その後の呼吸器症状，浸潤影があるならば，必要に応じて酸素投与や吸入を行うことで，翌日には解熱，酸素化の改善が認められることが多いです。

研修医 ● では，誤嚥性肺炎はどのような状態なのでしょうか？

指導医 ● 誤嚥性肺炎は，誤嚥により細菌が肺に感染した状態を言います。口腔内が不衛生であったり，胃液内に細菌が存在している状況で誤嚥が生じる場合（腸閉塞や長期のPPI使用など）や，誤嚥性肺臓炎に続発して細菌感染が生じる場合などが考えられます[2]。

誤嚥が目撃された/疑われる場合の肺炎症例ではまず誤嚥性肺臓炎を考えます。24時間以上経過しても症状が持続する症例では細菌感染の関与を考慮し，誤嚥性肺炎として抗菌薬を使用します。また，喀痰

のグラム染色にて明らかな肺炎の原因菌が認められる場合や，先ほど言いました，腸閉塞など，胃液内に細菌が増殖していると予測される場合は最初から誤嚥性肺炎と考えてもよいと思います[4]。

研修医● 血液検査や画像検査で誤嚥性肺臓炎と誤嚥性肺炎の鑑別は可能ですか？

指導医● 両者を比較した報告でも，血液検査で鑑別はできません。結局経過をみていくしかないですね[4, 5]。

2 誤嚥性肺炎における抗菌薬選択

誤嚥性肺炎の原因菌は？

指導医● この患者さんでは，補液を行いつつ経過をフォローしましたが，翌日も症状が改善しなかったため，抗菌薬を考慮しました。どの抗菌薬を使用しますか？ またその理由は？

研修医● タゾバクタム・ピペラシリンです。
自分の周りではこれを使う人が多かったですし……。長期施設入所中ということもありますので，耐性菌もカバーすべきと思いました。また，誤嚥性肺炎では嫌気性菌のカバーも必要と思います。

指導医● 長期施設入所中の患者の肺炎，つまり医療・介護関連肺炎（health-care-associated pneumonia；HCAP）＋嫌気性菌による肺炎と考えて，緑膿菌も嫌気性菌もカバーできる抗菌薬を選択するということですね。
では**表2**[6]に誤嚥性肺炎，HCAP，市中肺炎（community-acquired

表2 誤嚥性肺炎，HCAP，CAPの原因菌

原因菌	誤嚥性肺炎	HCAP	CAP
肺炎球菌	15.7〜21.2%	10.4〜62.7%	18.8%
ブドウ球菌	8.5〜15.7%	2.4〜13.9%	3.1%
MRSA	−	0〜30.6%	−
緑膿菌	10〜17%	0〜25.5%	−
大腸菌	8.6〜10.6%	2.4〜7.5%	3.1%
インフルエンザ桿菌	−	0〜14.6%	18.8%
肺炎桿菌（*Klebsiella pneumoniae*）	2.1〜11.4%	0〜11.6%	17.2%
Enterobacter	5.7%	3.7〜9.0%	−
嫌気性菌	61〜61.7%	0〜2.9%	15.7%

（文献6より作成）

pneumonia；CAP）の原因菌の頻度をまとめてみます。

先生の言う通り，誤嚥性肺炎の原因菌はHCAP＋嫌気性菌と考えてよさそうですね[6]。

抗菌薬は何を選ぶ？

研修医 ● ならば抗菌薬選択は間違っていないということですね。

指導医 ● はい，間違ってはいません。2005年のATS/IDSA（American Thoracic Society/Infectious Disease Society of America）による成人院内肺炎/呼吸器関連肺炎/医療，介護関連肺炎のガイドラインでは，多剤耐性菌のリスク（表3）がある場合は広域抗菌薬で治療を開始することを推奨しています[7]。この場合の広域とは緑膿菌やMRSAをカバーする抗菌薬ということです。

表3 ● 多剤耐性菌による肺炎のリスク因子

- 90日以内の抗菌薬曝露歴
- 5日間以上の入院中の発症
- 患者の周囲，入院中の病棟，施設で多剤耐性菌が蔓延している
- 以下のHCAPの定義を満たす患者
  - 90日以内に2日間以上の入院歴がある患者
  - 長期療養施設入所者
  - 点滴治療を受けている患者（自宅，外来）（抗菌薬を含む）
  - 30日以内に透析を受けている患者
  - 創傷治療を受けている患者（自宅，外来）
  - 家族に多剤耐性菌の保菌者がいる場合
- 免疫抑制薬，調節薬を使用している患者，免疫抑制状態の患者

指導医 ● ただ……この患者さんで緑膿菌やMRSAをカバーするとなると，日本国内ではかなり多くの患者に広域抗菌薬を使用してしまうことになりますよね……。

正直な話，個人的にはこのプラクティスには反対です。

研修医 ● 先生ならばどのような抗菌薬を用いるのですか？

指導医 ● 誤嚥性肺炎ならば，嫌気性菌はカバーします。ただし，緑膿菌やMRSAのカバーは基本的には考えません。具体的な使用例としては，スルバクタム・アンピシリンやセフトリアキソンにクリンダマイシンを併用するくらいでしょうか。

研修医 ● それで大丈夫なのですか？

指導医 ● ATS/IDSAガイドライン2005の推奨は，世界的にも議論があるようで，その後，HCAP症例において推奨通り広域抗菌薬を投与すべきか，緑膿菌やMRSAカバーを行わない治療で開始してもよいかを評価した後ろ向き解析が多く出ています。

その結果，初期治療において緑膿菌やMRSAカバーを行わなくても臨床経過や死亡リスクに有意差はない結論となっています（**メモ①**）。

メモ① HCAPの初期治療において，緑膿菌，MRSAをカバーする治療群（広域群）とカバーしない治療群（非広域群）を比較した研究

2013年までに発表された報告のメタアナリシス[8]
- 広域群では死亡リスクが上昇する結果（OR 1.80 [95％信頼区間（CI）：1.26 ～ 2.7]）。
- 在院日数や臨床的安定は両者で有意差なし。

2013年以降に発表された報告
- 中国における125例のHCAP症例の後ろ向き解析[9]。
  - 広域群が70例，非広域群が55例であった。
  - 広域群のほうが治療成功率は良好（70％ vs 51％）であり，抗菌薬の変更頻度も少なくてすむが，在院日数や死亡リスクに有意差はない。
- HCAP 85,097例の解析[10]。
  - 広域群が37.5％であった。
  - 広域群のほうが重症例が多いが，それをふまえた多変量解析でも広域抗菌薬使用による死亡リスク改善効果は認められない結果。

指導医● これらのデータと，個人的な経験をふまえて，自分ならば以下のように治療しています。

- 初期治療としては緑膿菌やMRSAのカバーはせず，誤嚥性肺炎ならば嫌気性菌をカバーした抗菌薬選択を行う（スルバクタム・アンピシリンなど）。
- 治療開始前と治療開始後（初回抗菌薬投与の半日後）に喀痰グラム染色を行い，緑膿菌様のグラム陰性桿菌（GNR）やブドウ球菌様のグラム陽性球菌（GPC）が生き残っていないかどうかフォローを行う。
- 生き残っていた場合は，患者の臨床経過を考慮しつつ，広域抗菌薬への変更を考慮し，生き残っていなければそのまま最初の抗菌薬を継続し，培養結果を待つ。

指導医● 最初から広域抗菌薬を投与する場合は，重症のため抗菌薬を間違えると死亡する可能性がある症例くらいですね。

研修医● なるほど，わかりました。やはりグラム染色は重要ですね。

3 誤嚥性肺臓炎，誤嚥性肺炎に対する介入

食事やリハビリはいつ開始する？

(指導医)● さて，この症例の患者さんですが，結局翌日も発熱，呼吸器症状，低酸素血症が持続したため，グラム染色所見もふまえてスルバクタム・アンピシリンにて治療を開始しました。
この患者さんの食事再開，嚥下リハビリ開始のタイミングはどうしますか？

(研修医)● 肺炎が落ち着いてからのほうがよいのではないですか？

(指導医)● 食事の再開や嚥下リハビリ，それ以外のリハビリは可能ならば早期から開始すべきです。
具体的には，<u>経鼻酸素投与（1～3L/分）でSpO_2≧90%が維持できる程度ならば，入院後すぐにでも食事の再開や嚥下リハビリの開始を考慮</u>すべきです[11]。早期の食事や嚥下リハビリ開始群では，治療期間の短縮効果と嚥下機能の維持効果が期待できる報告があります（**メモ②**）。
また，リハビリ（理学療法）も入院3日以内の開始で有意に生命予後を改善させる報告があります[12]。

メモ② 日本国内における，2011～2014年に誤嚥性肺炎で入院した高齢者331例の後ろ向き解析[11]

- 上記患者群を入院48時間以内に食事を再開，もしくは入院後すぐに嚥下リハビリを開始する早期介入群と，それ以外の絶食管理群に分類し，予後を比較した。
- 入院前より重度の嚥下障害がある患者，嘔吐がある患者，SpO_2≧90%を維持するために≧3L/分の酸素投与を必要とする患者は除外されている。
- 解析はIPTW (inverse probability of treatment weighted) modelを使用し，両群の背景を合わせた状態で比較。
- アウトカムは早期介入群では有意な治療期間の短縮効果（8日間 vs 13日間）が認められ，また嚥下機能低下も早期介入群では有意に少ない結果であった[11]。

誤嚥のリスク因子への介入：特にリスクのある薬剤は要チェック

(指導医)● 誤嚥がある患者では当然誤嚥のリスク因子の評価はしていますよね？

表4 ● 誤嚥関連性肺疾患のリスク因子

リスク	関連するもの
意識レベルの低下	鎮静薬，眠剤，抗精神病薬，抗うつ薬，抗てんかん薬，アルコール，頭部外傷，脳卒中など
気管防御機構の障害	声帯麻痺，気管挿管
嚥下障害	神経疾患（脳卒中，多発性硬化症，パーキンソン症候群，認知症） 咽頭喉頭の異常（悪性腫瘍，外科手術後，放射線療法後） 食道の異常（悪性腫瘍，外科手術後，消化管蠕動運動障害）
逆流性胃食道疾患	肥満
繰り返す嘔吐	腸閉塞など
唾液量の増加	コリンエステラーゼ阻害薬

（文献1, 13より）

(研修医) ● 認知症とか，脳卒中後とか，寝たきりの患者さんでは誤嚥のリスクが高いと思いますが，その辺のリスク因子の評価や介入まではなかなか手が回っていません。

(指導医) ● 誤嚥関連性肺疾患のリスク因子は**表4**[1, 13]のようなものがあります。認知症や脳卒中，解剖学的異常などは介入が難しいですが，薬剤は容易に介入ができますよね。

実際，誤嚥性肺炎を繰り返す高齢者で，長期間にわたって眠剤や抗精神病薬，てんかんの既往もないのに抗てんかん薬などが使用されている例も多く診療します。このような患者に対しそれら薬剤を中止することで，誤嚥のリスクを軽減させることができるかもしれません。

(研修医) ● この患者さんもゾピクロンやクエチアピンを使用していますね。

(指導医) ● そうですね。ですので，これら薬剤の開始時期，開始の経緯をしっかりと聴取して，可能であれば中止するほうがよいでしょう。

施設のスタッフにも伝えないと，退院してから薬剤が再開されてしまい……なんてこともありますので注意が必要です。

実際この患者では数年前に興奮症状が認められた際にこれら薬剤が開始されたようです。しかしながら現時点では安定しているということと，逆に朝の覚醒が悪いなど，薬剤が効きすぎている印象もありましたので中止しています。

忘れてはいけない口腔ケア

(指導医) ● 誤嚥のリスク高い患者や，誤嚥関連性肺疾患の患者では口腔ケアを忘れないようにしましょう。

(研修医) ● 口腔ケアですか？ 意識したことありませんでした。

指導医 ● 口腔ケアは誤嚥性肺炎の予防効果，肺炎による死亡リスクの低下効果，咳嗽反射の閾値の低下効果，口腔内細菌量の減少効果が見込めます（**メモ③**）[14]。

病院によっては看護師サイドで行っているところもありますし，歯科が併設されている場合は口腔ケアや歯牙の診察，治療を行ってもらうようにしましょう。

メモ③ 口腔ケアの誤嚥性肺炎予防効果を評価したメタアナリシス[14]

- 3つのランダム比較試験（RCT），2つの非RCTの解析，そのうち4つが日本国内からの報告。
- 70～80歳代の高齢者を対象としたスタディが大半。
- 口腔ケアは，
  ・唾液中のサブスタンスPの濃度上昇（OR 7.1 [95%CI：1.3～38.7]）。
  ・発熱期間の減少効果（OR 2.45 [95%CI：1.77～3.40]）。
  ・咳嗽反射の亢進（OR 5.3 [95%CI：1.7～16.0]）。
  ・肺炎リスクの軽減（RR 1.67 [95%CI：1.01～2.75]）。
  ・肺炎による死亡リスクの軽減効果（RR 2.40 [95%CI：1.54～3.74]，RR 3.57 [95%CI：1.13～13.70]）。
  ・口腔内の細菌量の減少効果が認められる。
  [OR：オッズ比，RR：相対危険度]

4 肺炎リスクを軽減させる薬剤とその使い方

指導医 ● ところで，肺炎のリスクを低下させ得る薬剤を知っていますか？

研修医 ● たしか，アンジオテンシン変換酵素（ACE）阻害薬は誤嚥性肺炎のリスクを低下させる，と聞いたことがあります。

指導医 ● よく勉強していますね。

自分が知る限り，誤嚥性肺炎のリスクを軽減させる薬剤はACE阻害薬，シロスタゾールと清肺湯があります。どの薬剤も喉頭組織のサブスタンスPの代謝を阻害することで，咳嗽の閾値を下げることが誤嚥性肺炎予防に関与していると言われています。

研修医 ● この患者さんでもそれら薬剤を導入したらよいでしょうか？

指導医 ● 新規に導入すべきかどうか，というのは判断が難しいですね。

指導医 ● まずACE阻害薬ですが，確かにメタアナリシスでも肺炎のリスク軽減効果は認められています。ちなみにアンジオテンシンⅡ受容体拮抗薬（ARB）では有意差は認めません（**メモ④**）。

ただし，ACE阻害薬の誤嚥性肺炎予防効果を評価した研究の大半が，降圧薬としてACE阻害薬の効果を評価したスタディを後から解析したものであるため，純粋に誤嚥性肺炎の予防目的としてACE阻害薬を使用する意義があるかどうかは正直不明です。

純粋に誤嚥性肺炎の予防目的として少量のACE阻害薬の効果を評価したRCTでは，ACE阻害薬は死亡リスクを上昇させる結果であり，嚥下機能の改善は認められませんでした（**メモ⑤**）。

メモ④ ACE阻害薬とARBの肺炎予防効果を評価したメタアナリシス[15]

- 18のRCT，11のコホートを含む37トライアルを抽出。
- その大半が肺炎をプライマリーアウトカムとしていない。
- 肺炎リスク。
  - ACE阻害薬（OR 0.66 [0.55〜0.80]，NNT 65 [48〜80] /2年）。
  - ARB（OR 0.95 [0.87〜1.04]）。
  - ACE阻害薬 vs ARB（OR 0.70 [0.56〜0.86]）。
- 脳卒中患者における肺炎リスク。
  - ACE阻害薬（OR 0.46 [0.34〜0.62]）。
  - ARB（OR 0.86 [0.67〜1.09]）。
- 心不全患者での肺炎リスク。
  - ACI阻害薬（OR 0.63 [0.47〜0.84]）。
  - ARB（OR 0.85 [0.49〜1.47]）。
- アジア人における肺炎リスク。
  - ACE阻害薬（OR 0.43 [0.34〜0.54]）。
  - 非アジア人（OR 0.82 [0.67〜1.00]）。
  - ARBでは（OR 1.04 [0.59〜1.84]）。

[[ ]内は95%信頼区間（CI）]

メモ⑤ 脳血管疾患にて嚥下機能が低下し，2週間以上の経管栄養を行っている高齢者93例を対象としたRCT[16]

- リシノプリル® 2.5mg/日 vs プラセボに割付け，26週間継続。12週，26週における肺炎リスク，死亡リスク，嚥下機能を比較した。
- 嚥下機能はRoyal Brisbane Hospital Outcome Measure for Swallowingを使用（10段階で評価し，高いほど嚥下機能は正常）。
- アウトカム：15例が脱落し，最終的に71例が26週継続。ACE阻害薬使用群のほうが死亡リスクが有意に上昇した（OR 7.79 [95%CI：1.42〜42.65]）。

- 肺炎の予防効果は認められず，嚥下機能の改善も有意差が認められない結果。

研修医● ということは，誤嚥性肺炎予防目的に追加するのではなく，そもそも降圧薬として最初にARBよりもACE阻害薬を選択すべき，または誤嚥性肺炎症例でARBを使用している患者では，ACE阻害薬に変更してみる，というプラクティスがよいということですか？

指導医● そうですね。

研修医● であれば，この患者さんではテルミサルタンからACE阻害薬へ変更するのもありですね。

他の薬剤はどうなのでしょうか？

指導医● シロスタゾールもACE阻害薬と同じです。

脳梗塞患者の二次予防としてシロスタゾールとプラセボの効果を比較したRCT（CSPSトライアル）において，肺炎合併リスクを評価したところ，有意な肺炎リスク低下効果が認められました（NNT 44/3.3年間）[17]。

研修医● となると，これも新規追加に関してはエビデンス不十分と言わざるを得ないですね。

清肺湯はどうですか？

指導医● 清肺湯は誤嚥性肺炎を繰り返している15例を対象として，清肺湯群と通常の治療群に割付け，前向きにフォローした非盲検化ランダム比較試験において，有意な発熱エピソードの低下，CRP上昇頻度の低下，抗菌薬使用頻度の低下が得られている薬剤です[18]。

したがって新規追加する意義はあるかもしれませんが，小規模スタディのみであるため，これも判断に迷いますね。

研修医● なるほど。よく考えて使います。

ポリファーマシーになっても困りますし。

指導医● その通りです。この優先順位はそこまで高くないですね。

目からウロコの診療ポイント

その1 誤嚥後の発熱や酸素化の低下，肺炎像は誤嚥性肺臓炎の可能性が高い。通常，抗菌薬は必要なく，24時間以内に改善する。

その2 24時間以内に改善しない場合，誤嚥性肺炎として抗菌薬投与を行う。
血液検査所見で両者の鑑別はできない。
喀痰のグラム染色で原因菌が明らかな場合，腸閉塞や口腔内不衛生がある場合は初期から感染を考慮してもよい。

その3 誤嚥性肺炎の抗菌薬選択は広域でなくてもよい。その代わりグラム染色や入院経過のフォローは重要。嫌気性菌はカバーすべき。

その4 誤嚥関連性肺疾患者では，誤嚥のリスク評価を行い，介入できるものは介入する。特に原因となる薬剤には要注意。

その5 入院後は可能ならば早期に食事を再開または嚥下リハビリを開始する。理学療法も早期に開始する。

その6 誤嚥関連性肺疾患者では，口腔ケアは忘れない。

文献

1) Hu X, et al : Chest. 2015 Mar ; 147(3) : 815-23.
2) Prather AD, et al : J Thorac Imaging. 2014 Sep ; 29(5) : 304-9.
3) Marik PE : N Engl J Med. 2001 Mar 1 ; 344(9) : 665-71.
4) Mylotte JM, et al : J Am Geriatr Soc. 2005 May ; 53(5) : 755-61.
5) Mylotte JM, et al : J Am Geriatr Soc. 2003 Jan ; 51(1) : 17-23.
6) Teramoto S, et al : Respir Investig. 2015 Sep ; 53(5) : 178-84.
7) American Thoracic Society ; Infectious Diseases Society of America : Am J Respir Crit Care Med. 2005 Feb 15 ; 171(4) : 388-416.
8) Troitino AX : Lung. 2013 Jun ; 191(3) : 229-37.
9) Cao G : Chin Med J 2014 ; 127(10) : 1814-9.
10) Rothberg MB, et al : J Antimicrob Chemother. 2015 May ; 70(5) : 1573-9.
11) Maeda K, et al : Clin Nutr. 2015 Oct 9. pii : S0261-5614(15)00245-9.
12) Momosaki R, et al : Arch Phys Med Rehabil. 2015 Feb ; 96(2) : 205-9.
13) Raghavendran K, et al : Crit Care Med. 2011 Apr ; 39(4) : 818-26.
14) van der Maarel-Wierink CD : Gerodontology. 2013 Mar ; 30(1) : 3-9.
15) Caldeira D, et al : BMJ. 2012 Jul 11 ; 345 : e4260.
16) Lee JS : J Am Med Dir Assoc. 2015 Aug 1 ; 16(8) : 702-7.
17) Shinohara Y : Cerebrovasc Dis. 2006 ; 22(1) : 57-60.
18) Mantani N, et al : Phytomedicine. 2002 Apr ; 9(3) : 195-201.

TIPS 2 ▶ 肺エコー

指導医● 最近,救急や総合診療科の間で肺エコーというのが広まっていますが,ご存知でしょうか？

研修医● 聞いたことはありますが,実際やったことはありません。

指導医● 肺エコーは普通のエコーで可能であり,難しい検査ではありません。その割にはそこから得られる情報量が多いため,取得しておくべき手技と思います。

1 肺の構造：肺エコーで見る部位

指導医● 肺エコーのコツは,エコー所見からCT画像を想像することにあります。

肺エコー所見をそのまま覚えるよりは,そこからCT画像所見を想像し,病態を結びつけるようにしましょう。そのためには肺の二次小葉構造の理解が重要です(図1)[1]。

肺の二次小葉は1cm前後の線維性隔壁で囲まれた構造で,小葉の中

小葉間隔壁（通常0.1mm）
二次小葉の大きさは1cm前後
小葉間隔壁には
線維性組織,肺静脈,リンパ管がある

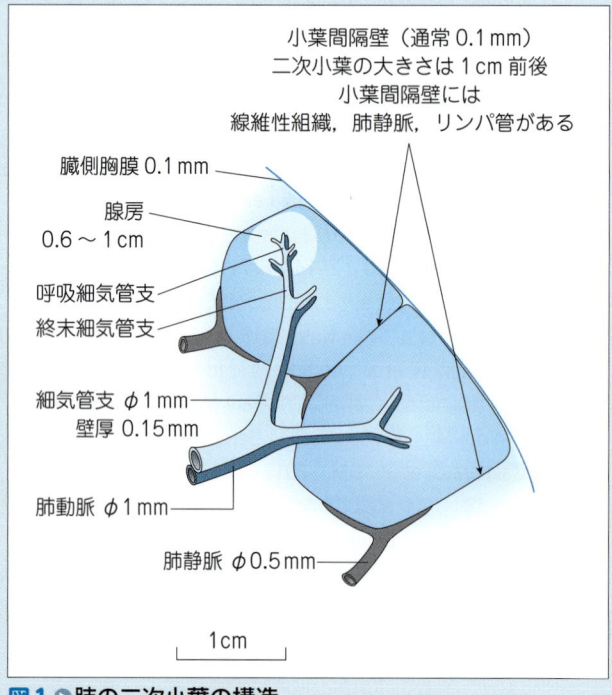

臓側胸膜 0.1mm
腺房 0.6〜1cm
呼吸細気管支
終末細気管支
細気管支 φ1mm 壁厚 0.15mm
肺動脈 φ1mm
肺静脈 φ0.5mm
1cm

図1 ● 肺の二次小葉の構造

(文献1より)

心には気管と動脈が走行しています．小葉の辺縁には線維性隔壁（小葉間隔壁）と肺動脈，リンパ管が走行し，小葉内には呼吸細気管支，肺胞，毛細血管があります．

肺エコーで評価するのは，小葉間隔壁，小葉自体，胸膜の3つだけです．それらの所見，分布で病態を推測することになります．

研修医● そう言われると，できそうな気がします．

指導医● 小葉間隔壁は0.1 mm程度の厚さであり，通常CTやエコーでは描出されません．肥厚があるとCTやエコーで描出されるようになります．小葉内の肺胞や毛細血管も通常ではCT，エコーで描出されません．小葉内に水や細胞成分が貯留する場合，CTでは浸潤影やスリガラス影として描出され，エコーでも所見が認められます．

胸膜には臓側胸膜と壁側胸膜があり，呼吸に伴い両者が擦れて動いているところがエコーにて描出されます[2]．

指導医● 肺エコー所見をそれぞれ見て行きましょう．

2 肺エコーの方法，所見

使用するプローブ，評価する部位

指導医● 肺エコーで使用するプローブは心エコー用（3.5〜5.0 MHz）もしくは体表エコー用（7.5〜10 MHz）を用います．

研修医● どちらが使いやすいとかありますか？

指導医● 慣れればどちらでも変わりません．胸膜の評価は，体表エコー用プローブのほうが使いやすいかもしれません．

指導医● 患者は仰臥位で，前上，前下，側上，側下の片側4箇所，両側で8箇所評価します．

研修医● 背部の評価はどうするのでしょうか？

指導医● 背部も必要ですが，患者の体位変換が大変なので，まず前胸部と側胸部を評価して，それで所見がなければ背部も評価します．

肺エコーの正常像：肋骨，胸膜，A lineをチェック

指導医● 図2[2]を見てください．これが肺エコーの正常像です．

肋間にプローブを当てるとまず肋骨の表面が高エコーに描出され，その背面は音響エコーが生じます．

肋骨より深い部位にある高エコーが胸膜です．この部位が呼吸運動に伴ってずれる所見が得られます（胸膜スライディング）．

その胸膜よりも深部に肺が認められます。といっても，正常肺では何も描出されず，反響エコーであるA lineが等間隔で認められます。このときMモードで評価すると，胸膜を境にテレビの砂嵐のような所見が認められます。これは呼吸に伴う肺の動きを検出しており，胸膜下に正常肺があるということです。

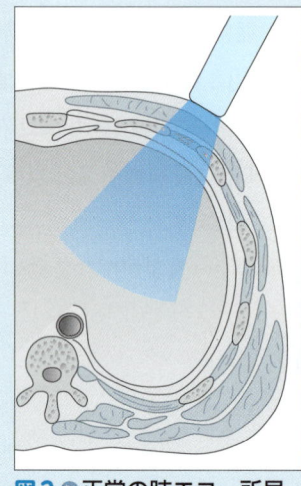

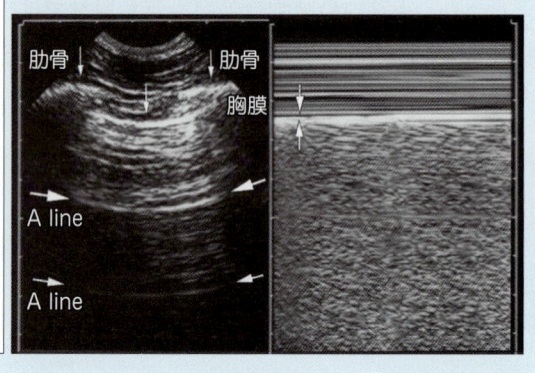

図2 ▶ 正常の肺エコー所見

（文献2より）

- 研修医 ● プローブは肋骨に直交するように置いたほうがよいのですか？
- 指導医 ● そういうわけでもないです。まずオリエンテーションをつけるために，肋骨に直交させるように置き，肋骨と胸膜の位置を確認します。胸膜がわかれば，あとは肋間に沿って置き，広く描出させてもよいですね。

異常所見：B line

- 指導医 ● 図3[2)]の所見を見てください。

   胸膜から直線状に伸びる高エコーの線がありますよね。これがB lineです。

   ポイントは，胸膜から出ること，直線状に最後まで描出されること，そしてA lineを消すという点です。
- 研修医 ● B lineでもいろいろなパターンがありますね。
- 指導医 ● 主に3パターンに分かれます。

   図3Aは1本のみのB lineがありますね。これは葉間であり，健常人でも描出され，病的ではありません。

   図3Bはまだらな B lineです。これをB7 lineと呼びます。

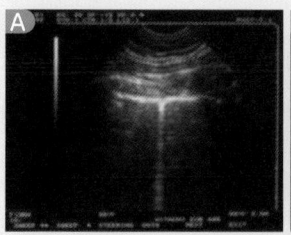

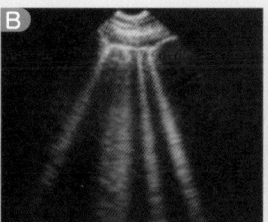

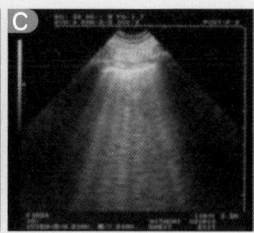

図3 ● B line

(文献2より)

図3Cはもっと放射状にたくさんのB lineが広がっています。これをB3 lineと呼びます。

(研修医)● B7 lineとB3 lineは病的なのですね。それぞれどういう病態なのでしょうか？

(指導医)● B7 lineは小葉間隔壁の肥厚を描出しています。二次小葉は1つ当たり1cm前後の大きさであるため，小葉間隔壁肥厚によるB lineも大体7mm程度の間隔となることから名づけられました。

B3 lineはさらに細かく，B lineの間隔が3mm程度となることから名づけられています。これは小葉間ではなく，小葉内の隔壁肥厚を示しており，CTで見るとスリガラス陰影となります。

実際間隔を測定する必要はなく，印象でとらえてください。それぞれのB lineが個別にわかるのがB7line，シャワー状に見えるのがB3lineです。

(研修医)● なるほど。それならわかりやすいですね。

異常所見：肺実質影

(指導医)● では，図4[2)]を見てください。肺炎患者のエコー像です。

(研修医)● A lineもB lineもありませんね。実質様の臓器が描出されています。

(指導医)● そうですね。実質様の臓器で内部に高エコー領域が点在し，深部の境界は不明瞭です。これも肺です。肺の内部に水分貯留が多い場合や，無気肺となっている場合はこのように描出されます。

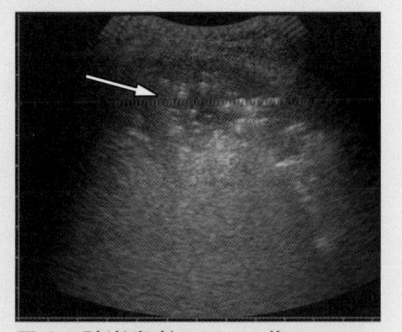

図4 ● 肺炎患者のエコー像
肺が実質臓器様（矢印）に描出されている。

(文献2より)

(研修医)●CTで言えば浸潤影や無気肺所見となるわけですか。

(指導医)●そうです。この実質様臓器内にある高エコー部位は気管支内の空気です。これはCTやX線写真で言う気管支透亮像ですね。

異常所見：胸膜スライディングの消失

(指導医)●異常所見の最後は胸膜スライディングの消失です。

胸膜スライディングというのは，呼吸により臓側胸膜と壁側胸膜が擦れるように動く運動のことです。この運動があれば，確実にその部位に肺が存在していることを示唆します。

(研修医)●その運動が消失するということは，どのような状態なのですか？

(指導医)●そのときは2つ考えます。気胸と癒着です。

臓側胸膜と壁側胸膜が離れてしまっている場合，スライディングは起こりませんよね。離れる原因が胸水ならばエコーでわかりますが，空気の場合はエコーでは肺なのか，空気なのかの判断はつきません。

もう1つ，胸膜が癒着している場合もスライディングが起こりませんね。胸膜癒着術後や，外科手術後，胸膜炎後ではスライディングが消失していることがあります。

(研修医)●胸膜癒着なのか，気胸なのかを判別する方法はありますか？

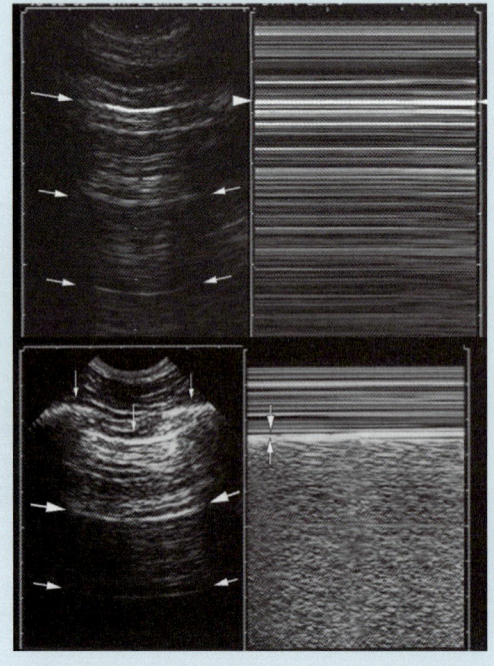

図5●気胸症例におけるエコー所見
上：気胸，下：正常肺

（文献2より）

指導医 ● 正常像でも説明したMモードを用いる方法があります。

胸膜下に肺があれば，砂嵐として描出されますが，なければいくら呼吸してもそこに肺はありませんので，動きは検出されません（図5）[2]。

3 肺エコー所見の解釈

指導医 ● 肺エコーでどこを見ているのか，異常所見が何を意味しているのかがわかれば，あとはCT所見を想像して病態を考えればよいです。

表1に所見と病態，疾患をまとめました。

ポイントは，異常所見がどのような分布をしているかですね。

表1 ● 肺エコー所見とそれに対応するCT所見，病態，疾患

肺エコー	CT所見	病態	疾患
A line	正常	正常肺	正常
B line（B7 line）	小葉間隔壁肥厚	肺静脈うっ滞，リンパ流うっ滞 線維被膜肥厚	心不全，体液貯留，肺炎，肺線維症，サルコイドーシス，癌性リンパ管症など
実質臓器様に描出	浸潤影	肺胞内への水貯留	肺炎，無気肺
B3＋line	スリガラス陰影	肺胞内への細胞成分貯留	肺炎，間質性肺炎など
胸水	胸水貯留	胸水	肺炎，心不全など
胸膜運動の消失	気胸，胸膜炎	臓側-壁側胸膜の解離，癒着	気胸

たとえば，片側のB7 lineならば肺炎，両側性のB7 lineならば肺水腫。さらに両側の背側でB7 lineが多く，胸水があればさらに肺水腫の可能性を強く疑います。

いろいろアルゴリズムもあるのですが，結局見ていることは同じですので，何を見ているのか，CT所見ではどのように検出されるかというのを意識したほうが個人的にはやりやすいと思います。

研修医 ● わかりました。ありがとうございました。

文献
1) Webb WR : Radiology. 2006 May ; 239(2) : 322-38.
2) Lichtenstein DA, et al : Chest. 2008 Jul ; 134(1) : 117-25.

15 尿路感染症いろいろ

症例

2型糖尿病で通院中の67歳女性。
定期外来にて，尿検査を施行したところ，尿中細菌が陽性であった。特に膀胱刺激症状や血尿は認められず，同じく定期検査で行った血液検査でも大きな問題は認められなかった。
また，以前の定期検査でも細菌尿が認められたことがある。
既往歴：2型糖尿病，脂質異常症。
内服：メトホルミン（250 mg）4錠 朝夕，シタグリプチン（50 mg）1錠 朝，ロスバスタチン（2.5 mg）2錠 夕。

1 無症候性細菌尿

指導医●このような細菌尿を何と呼ぶか知っていますか？

研修医●無症候性細菌尿です。

指導医●具体的な定義は？

研修医●そこまでは知りませんが……。特に症状を認めない細菌尿のことですよね。

指導医●そうですね。尿中に≧10^5 CFU/mLの細菌尿を認めるものの，尿路感染症の症状，所見を認めない病態です。女性では2回以上の尿検査で認められることが必要で，男性では1回の尿検査で判断が可能です。また，尿道カテーテル留置患者では≧10^2 CFU/mLで有意ととらえます[1]。

研修医●高齢女性で多く経験しますね。

指導医●そうですね。無症候性細菌尿の頻度は3.5％程度ですが，高齢者，女性，導尿患者，施設入所者では高頻度となります（**表1**）[2]。
また，妊婦では4～10％程度で認められます[2]。

無症候性細菌尿への抗菌薬は通常必要なし

指導医●無症候性細菌尿では抗菌薬投与の必要はあるでしょうか？

表1 ◉ 無症候性細菌尿の頻度

患者群		頻度
一般人口	女性	6〜17%
	男性	1.5〜15%
施設入所者	女性	27〜57%
	男性	19〜37%
カテーテル留置患者	間欠的	28〜58%
	短期間留置	9〜23%
	長期間留置	100%
尿管ステント留置		45〜100%

(文献2より)

研修医 ● 投与しないほうがよいと聞いたことがあります。

でも，患者によっては投与すべきとも言われていますが，どの患者群かは知りません。妊婦では治療必要と習いました。

指導医 ● そうですね。

無症候性細菌尿に対する抗菌薬の効果を評価したメタアナリシスでは，**抗菌薬治療は尿路感染症のリスクは減らさず（RR（相対危険度）1.11［95％信頼区間（CI）：0.51〜2.43］），合併症や死亡リスクの軽減効果もありません。それどころか副作用のリスクは上昇します（RR 3.77［95％CI：1.40〜10.15］）**[3]。

ランダム比較試験（RCT）によっては，妊娠可能女性における無症候性細菌尿では，抗菌薬投与群のほうが尿路感染症リスクを増加させるという結果もあります（**メモ①**）。

メモ① 18〜40歳の女性における無症候性細菌尿673例を対象とした非盲検化ランダム比較試験

- 患者は12カ月以内の尿路感染症既往があり，また性行為パートナーは1人のみ。
- 尿路奇形や妊婦，授乳婦，結石症，性感染症患者は除外。
- 抗菌薬治療群と非治療群に割付け，12カ月間フォローした。
- アウトカム：抗菌薬投与群のほうが有意に尿路感染症リスクが上昇する結果［12カ月において73.1% vs 14.7%，HR（ハザード比）3.09［95％CI：2.19〜4.20］，NNH（害必要数）1.7］。
腎盂腎炎においては両者で有意差は認められない。

研修医 ● 不必要どころか，害となる可能性があるのですね。

では治療したほうがよい患者群というのは何なのでしょうか？

治療が推奨される無症候性細菌尿は？

指導医 ● とりあえず覚えておく必要があるのは，妊婦と粘膜損傷のリスクがある泌尿器科処置を予定している患者ですね．

妊婦における無症候性細菌尿は，妊娠中の腎盂腎炎，胎児予後不良に関わるため，治療が推奨されます．カナダの産婦人科学会ガイドラインでは，B群溶連菌の無症候性細菌尿では胎児への感染を予防するためにも特に治療が推奨されています[1]．

あとは，粘膜損傷をきたす泌尿器科処置です．経尿道的膀胱腫瘍切除術や経尿道的前立腺切除術では治療したほうがよいでしょう．

膀胱鏡検査のみの場合，膀胱腫瘍に対するBCG（bacillus of Calmette-Guérin）投与のみであれば，抗菌薬治療による感染予防効果は認められず，予防投与の必要はありません[4~6]．

症例

ADL自立の76歳女性．主訴は悪寒戦慄を伴う発熱．

来院当日，朝は特に問題は認められなかった．夕になり，突然の悪寒戦慄を伴う発熱と右腰部痛を自覚し，救急要請した．

来院時バイタルサイン：血圧 110/50mmHg，心拍数 102回/分，呼吸数 26回/分，SpO_2 94％（室内気），体温 38.8℃．身体所見では右背部の叩打痛が陽性であった．

既往歴：高血圧症．

内服歴：アムロジピン 5mg/日．

2 尿路感染症のマネージメント

研修医 ● まず腎盂腎炎ですね．もしくは胆管炎を疑います．

悪寒戦慄を伴う発熱の時点で菌血症の可能性がありますし，発症〜菌血症までの時間が短い感染症で多いのはこの2つですから．

指導医 ● そうですね．まあ発熱で鑑別すると疾患は多岐にわたりますが，高齢者の発熱で見逃してはいけないのは尿路感染症と胆管炎ですね．この2つは菌血症になりやすく，見逃すと短期間で致命的な転機に至ることがあります．

しかも，検査にもそこまで手間がかかりません．これらをまず否定して，他の疾患を評価するのも1つの方法としてあります（自分はよく救急や時間外外来ではそうしています）．

この患者さんでは右背部の叩打痛が陽性で，尿検査にて膿尿が認められました．尿のグラム染色では中型のグラム陰性桿菌（GNR）が多数

認められ，尿路感染症（腎盂腎炎）と診断され，抗菌薬が開始されました。

もちろん尿培養，血液培養も評価されています。

尿路感染症の原因菌は？

指導医 ● 尿路感染症の治療において，抗菌薬は何を使用しますか？

研修医 ● 経験的にはセフトリアキソンが多いです。抗菌薬曝露歴があったり，長期入院中であったりすれば緑膿菌や腸球菌をカバーするために，より広域スペクトラムの抗菌薬にすることはあります。

指導医 ● そうですね。よいと思います。

尿路感染症の原因菌の頻度をみてみましょう（**表2**）[7]。

圧倒的に多いのは大腸菌なので，最低限それはカバーですね。あとは耐性菌リスクと過去の尿培養結果や，地域の抗菌薬感受性を参考にして決めます。

研修医 ● 確かに，自分も尿路感染症の患者さんでは，何となく過去の尿培養結果を参考としてしまうことが多いのですが，それって信頼性があるのですか？

指導医 ● 1〜2カ月前の尿培養ならば，今回の尿路感染症の原因菌との一致率

表2 尿路感染症（急性腎盂腎炎）の原因菌

原因菌	外来，女性	外来，男性	入院，女性	入院，男性	女性 0〜14歳	女性 15〜55歳	女性 ≧55歳	男性 0〜14歳	男性 15〜55歳	男性 ≧55歳
大腸菌	81.6%	74.0%	84.5%	71.0%	88.0%	82.4%	76.1%	78.0%	79.1%	67.9%
クレブシエラ	2.6%	6.0%	3.4%	7.3%	1.7%	1.9%	6.2%	1.7%	2.2%	10.5%
プロテウス	1.2%	2.2%	1.9%	1.5%	1.0%	1.1%	1.8%	1.7%	2.9%	1.6%
エンテロバクター	1.3%	1.9%	1.9%	0	0.7%	1.4%	1.6%	0	2.9%	1.1%
緑膿菌	0.5%	1.9%	1.2%	1.5%	2.3%	0.3%	0.4%	0	2.2%	2.1%
シトロバクター	0.3%	2.2%	0.4%	2.9%	0.7%	0.2%	0.4%	1.7%	2.2%	2.6%
腸球菌	1.0%	4.4%	1.5%	4.4%	0.7%	0.6%	2.6%	1.7%	2.2%	6.8%
腐性ブドウ球菌	2.8%	0.9%	0	2.9%	0.3%	3.4%	0.4%	6.8%	0.7%	0
黄色ブドウ球菌	0.2%	0.6%	0.4%	1.5%	0	0.3%	0.2%	3.4%	0.7%	0
その他	8.5%	5.9%	4.8%	7.0%	4.6%	8.4%	10.3%	5.0%	4.9%	7.4%

（文献7より）

は6割程度，8カ月以上前でも5割程度の一致率があります．薬剤感受性についてはさらに高い一致率でした（**メモ②**）[8]．

> **メモ②** 4,351例の患者より，22,019件の尿培養検査結果を評価し，比較した後ろ向き試験[8]
>
> - 最近の尿培養検査結果と，過去の尿培養検査結果の一致率，感受性の一致率を評価した．
> - 検出菌の一致率は，4～8週間前の尿培養検査では57％［95％CI：55～59］，8カ月以上前でも49％［95％CI：48～50］で一致する．
> - 抗菌薬感受性の一致率（前回検出された菌と同等もしくはそれよりもよい感受性があることで定義）は，4～8週間前の検査では80～90％程度，8カ月以上前でも70～80％で一致する．

（研修医）● 結構よいですね．これからさらにあてにすることにします．

（指導医）● かといって，グラム染色しないのはダメですからね．

抗菌薬の投与期間は？

（研修医）● 抗菌薬は大体何日程度使用すべきでしょうか？

（指導医）● **市中感染の腎盂腎炎ならば7日程度**で問題ありません．女性の腎盂腎炎症例を対象として，シプロフロキサシン7日間投与群と14日間投与群を比較した二重盲検化ランダム比較試験では，血液培養陽性の有無にかかわらず，両者で治癒率は同等でした[9]．

また，尿道カテーテルに関連した尿路感染症でも，抗菌薬への反応が良好ならば7日程度で問題ありません．改善が遅い症例では10～14日間の投与が推奨されています[10]．

尿路感染症のフォロー

（指導医）● この患者では尿グラム染色にて中型のGNRが認められ，おそらく大腸菌であろうと予測しました．セフトリアキソンで治療を開始し，入院管理としました．尿培養，血液培養は採取しています．

経過はどのようにフォローしていきましょうか？

（研修医）●「13．肺炎②：市中肺炎のマネージメント」で習いました．パラメータをフォローします．

この患者さんでは全身パラメータとして発熱や血液検査，局所パラメータとしては右背部の叩打痛や尿検査をフォローします．

（指導医）● その通りですね．尿路感染症では，抗菌薬開始後48～72時間程度で

表3 ● 治療にて改善しない細菌尿，膿尿の原因

・耐性菌による感染	・急性の再感染	・サンゴ状結石
・治療期間中に耐性化を獲得	・腎不全で薬剤の移行性が悪い	・膿瘍形成
・2種類以上の細菌感染	・抗菌薬，NSAIDsによる間質性腎炎	・解剖学的異常（膀胱腟瘻，腸瘻）

（文献12より）

臨床的な改善が認められる例が大半です。

その期間で改善が認められない症例では，尿路の閉塞や，膿瘍形成，尿路感染症以外の問題，耐性菌などの評価が必要です[11]（**表3**）[12]。

指導医● まあ，ただ個人的には「13．肺炎②：市中肺炎のマネージメント」でも言ったと思いますが，一番早いパラメータは……。

研修医● グラム染色ですよね？

指導医● その通りです。いくつか例を示します（**図1〜3**）。

グラム染色所見によるフォローの例

指導医● まず**図1**の症例をみてみましょう。高齢男性の尿路感染症の症例です。

研修医● 投与後1日も経過していないのに細菌が消失していますね。

指導医● そうです。尿路感染症の大半では，抗菌薬投与後数時間で尿中の細菌は消えるか，激減します。またはグラム陽性球菌（GPC）ならば膨化したり，グラム陰性桿菌（GNR）ならば長く伸びたりする変性がみられます。このような経過ならば，ほぼ経過良好と考えられます。

では**図2**はどうでしょうか。施設入所中の高齢女性の尿路感染症で，来院前日に内服の抗菌薬（第3世代セフェム）が投与されています。

研修医● 来院時のグラム染色ですでにGNRの変性が認められますね。第3世代セフェムの効果はあるということでしょうか。

指導医● そうですね。そう考えてセフトリアキソンで継続しました。ところが翌日に行ったグラム染色でも所見が変わっていません。

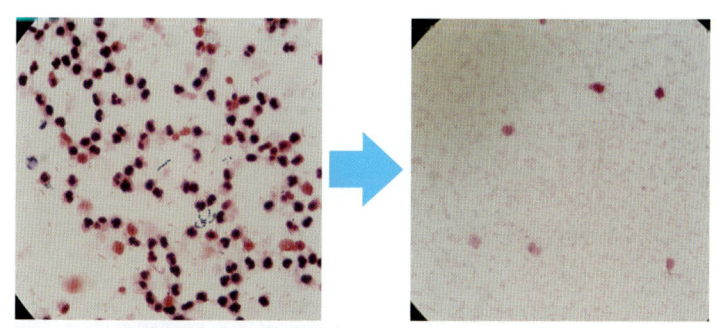

図1 ● 70歳代男性の尿路感染症
夜20時頃にスルバクタム・アンピシリンを開始。
左：抗菌薬開始前の尿グラム染色所見
右：翌朝のグラム染色所見（抗菌薬開始後10時間程度）

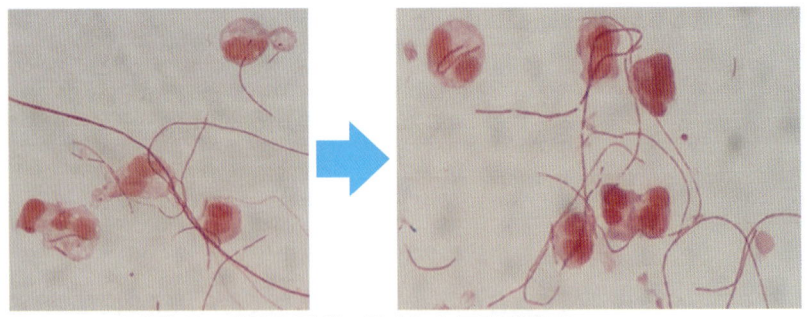

図2 ● 80歳代女性，施設入所者に発症した尿路感染症
施設にて内服抗菌薬（第3世代セフェム）が前日より開始され来院。入院後セフトリアキソンにて治療を開始。
左：来院時の尿グラム染色所見
右：入院翌日のグラム染色所見（12時間後）

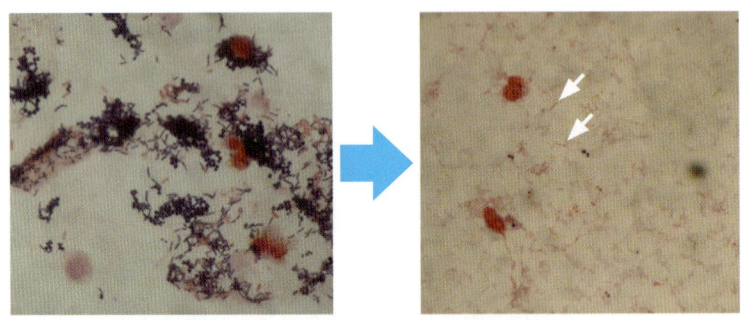

図3 ● 90歳代女性，長期入院中に発症した尿路感染症
スルバクタム・アンピシリンにて21時に治療を開始。
左：抗菌薬開始前の尿グラム染色所見
右：翌朝のグラム染色所見（抗菌薬開始後10時間程度）

研修医 ● 本当だ。図1の症例と違いますね。
何か尿流の障害があるのでしょうか？

指導医 ● いいですね。これは経過としてはあまりよくないと考えられます。尿流障害の可能性や実は抗菌薬に耐性である可能性があります。
結果的にこの患者さんではセフトリアキソン耐性の *Morganella morganii* が検出されました。
では最後に図3です。長期入院中，寝たきりの高齢女性で発症した尿路感染症です。
治療前の尿グラム染色には多種類の細菌が認められたため，スルバクタム・アンピシリンで治療を開始しました。

研修医 ● 治療後は一見キレイになっていますけども。

指導医 ● 一見キレイですね。でもよくよく見てみると，細いGNRが勝ち残っているのです。染まりも悪く，とても緑膿菌っぽい（矢印）。

研修医 ● ……！ なるほど。

指導医 ● ただしこの場合，緑膿菌が尿路感染症の原因となっているかどうかは

定かではありません。実はほかの細菌が原因であり，スルバクタム・アンピシリンで治療可能かもしれません。

(研修医)● ではこれは臨床経過が重要となるわけですね。

(指導医)● そうですね。この症例ではスルバクタム・アンピシリンを継続しましたが，パラメータの改善はイマイチでした。そこで抗菌薬を変更し，タゾバクタム・ピペラシリンに変更しました。後に尿培養からも緑膿菌が検出されています。

(研修医)● 普通に経過フォローするより数日早く行動できますし，経過が悪い場合も次の手が考えやすくなりますね。

(指導医)● その通りです。ただしこのマネージメント方法が本当に予後を改善させるかどうかは不明です。ノーエビデンスですから。

ただ，個人的に安心感が得られるので私は好きですね。

このようなグラム染色所見の変化の評価方法，所見の評価は意識して経験を積まねば身につきません。是非習慣づけるとよいでしょう。

尿路感染症では診断・治療のみではなく，リスクも評価しよう

(指導医)● 尿路感染症のリスク因子ってどんなものがありますか？
意識して評価していますか？

(研修医)● いえ，正直あまり意識してはいなかったです。

(指導医)● 尿路感染症のリスク因子は，排尿障害，閉経，尿路感染症の既往，性行為，糖尿病が挙げられます（**表4**）[13, 14]。

これらを評価し，介入可能なものは介入します。

表4 ● 尿路感染症のリスク因子

閉経後	
排尿障害	OR［1.36〜5.8］
尿路感染症の既往歴	OR［4.2〜4.9］
性行為	OR［1.24〜4.81］（頻度による）
糖尿病	HR［2.0］

［　］内は95％信頼区間（CI）

（文献13，14より）

(指導医)● たとえば，リスク因子として性行為があれば，行為後に排尿習慣をつけることで尿路感染症発症リスクが低下する可能性があります。

また，排尿障害として，前立腺肥大症や神経因性膀胱が隠れている可能性もあります。

高齢者における尿路感染症において，神経因性膀胱による排尿障害が発見され，最終的に正常圧水頭症や多系統萎縮症が診断された症例も

あります。

(研修医)●なるほど，わかりました。

ところで，繰り返す尿路感染症の患者にクランベリーを勧めている指導医の先生がいましたが，クランベリーって効果あるのでしょうか？

(指導医)●クランベリーに含まれるキナ酸が尿を酸性化させ，GNRの尿路上皮への付着を阻害することで尿路感染症を予防する報告がいくつかあります。

メタアナリシスでは，クランベリーは有意に尿路感染症リスクを低下させる結果でした（RR 0.62 [95%CI：0.49～0.80]）[15]。ただし，他のメタアナリシスでは有意差が認められない報告もあります[16]。尿路感染症を繰り返す高齢女性や，小児例では効果が期待できそうです。

(研修医)●クランベリーってどうやって手に入れるのでしょうか？

(指導医)●スーパーやインターネットでジュースとして購入するか，サプリメントとして購入するかですね。

サプリメントのほうが安いです。ジュースは濃度がいろいろあります。濃度が低いジュースは甘くて飲みやすいですが，効果は微妙そうですね。濃度が高いジュースは超すっぱいです。しかも結構高い。

現実的にはサプリメントになりますね。サプリメントならば1カ月1,000円強程度です。

男性例の尿路感染症では前立腺炎を意識しよう

(指導医)●ところで，この症例は女性例でしたが，男性例の尿路感染症の場合，必ずチェックが必要なものがあります。何でしょうか？

(研修医)●前立腺炎ですね。直腸診で前立腺の触診をして圧痛をみます。

(指導医)●素晴らしい。前立腺炎の症状，所見頻度を（**表5**）[17]に示します。ど

表5 ● 前立腺炎の症状，所見

症状	頻度	所見	頻度
発熱	80%	直腸診で異常	83%
悪寒	35%	前立腺圧痛	63%
排尿時痛	54%	前立腺肥大	54%
頻尿	52%	前立腺不整	24%
排尿困難	30%		
尿閉	30%		
血尿	17%		
骨盤痛	17%		

（文献17より）

(研修医)● 下部尿路症状が症状として多いですね。

あとは……あれ？ 前立腺の圧痛って2/3しか認めないのですか？
圧痛がなくても否定ができないということでしょうか？

(指導医)● いいところに気がつきましたね。意外でしょう？

(研修医)● はい。いままで圧痛がなければ否定していましたから……。
何か診断に有用なものはあるのでしょうか？

(指導医)● 男性で，下部尿路症状が強く，かつ発熱や炎症反応上昇を認める尿路感染症では前立腺炎と考えてよいと思いますよ。

あと，迷う症例ではPSA値を評価します。

(研修医)● 確かに前立腺炎ですとPSAは上昇しそうですね。

(指導医)● 急性前立腺炎では，PSAは発症3日目まで上昇し，その後治療により1カ月かけて低下します。入院4日目のPSAは平均17 ng/mL，最高で415 ng/mLまで上昇した報告もあります[17]。

4 ng/mL程度までですと，前立腺肥大でもありえますが，さすがに10，20 ng/mLまで上昇するのは異常すぎます。その場合は前立腺炎の可能性が高いと思います。フォローして低下してくればより信憑性が増しますね。参考に他の疾患におけるPSA値のデータを提示します（**表6**）[18]。

表6 ● 各尿路感染症とPSA値

疾患	PSA値（ng/mL）
膀胱炎	1.39 [0.55〜2.32]
膀胱炎＋尿道カテーテル留置	1.46 [1.07〜1.82]
膀胱炎＋導尿	0.58 [0.49〜2.32]
前立腺炎	10.05 [3.56〜10.93]
急性腎盂腎炎	1.35 [0.93〜1.81]

[　]内は95％信頼区間（CI）

（文献18より）

(研修医)● 覚えておくと便利かもしれませんね。ありがとうございました。

目からウロコの診療ポイント

その1 細菌尿があるが，尿路感染症症状を認めない場合を無症候性細菌尿と呼ぶ．抗菌薬治療は必要なく，有害となる可能性があるため注意．ただし，妊婦や粘膜を損傷する泌尿器科処置を行う場合は治療適応．

その2 尿路感染症と胆管炎は菌血症になりやすい感染症であり，高齢者の発熱では注意して診療すべし．

その3 尿路感染症の原因菌予測，抗菌薬選択において過去の尿培養結果は大いに参考になる．積極的に活用すべし．

その4 抗菌薬は基本的に7日間．改善が悪い症例では14日間投与する．

その5 尿路感染症では治療開始後48〜72時間後の臨床経過をフォローし，改善が乏しい場合は感染の再評価，尿閉や膿瘍形成の有無を評価する．ただし尿グラム染色所見の変化は，より早期に経過評価が可能かもしれない．

その6 尿路感染症では診断・治療のみではなく，リスク因子を評価し介入可能なものは介入する．尿閉や神経因性膀胱があれば，その原因の評価・治療も重要．

その7 男性例の尿路感染症では前立腺炎を必ずチェック．ただし，前立腺圧痛は1/3で陰性となる点に注意．下部尿路症状と血清PSAが診断の助けになるかもしれない．

文献

1) Nicolle LE：Curr Opin Infect Dis. 2014 Feb；27(1)：90-6.
2) Nicolle LE：Dis Mon. 2003 Feb；49(2)：111-28.
3) Zalmanovici Trestioreanu A：Cochrane Database Syst Rev. 2015 Apr 8；4：CD009534.
4) Herr HW：BJU Int. 2012 Dec；110(11 Pt B)：E658-60.
5) Herr HW：J Urol. 2012 Feb；187(2)：435-7.
6) García-Perdomo HA, et al：World J Urol. 2013 Dec；31(6)：1433-9.
7) Czaja CA：Clin Infect Dis. 2007 Aug 1；45(3)：273-80.
8) MacFadden DR：Clin Infect Dis. 2014 Nov 1；59(9)：1265-71.
9) Sandberg T, et al：Lancet. 2012 Aug 4；380(9840)：484-90.
10) Hooton TM, et al：Clin Infect Dis. 2010 Mar 1；50(5)：625-63.
11) Nicolle LE；AMMI Canada Guidelines Committee：Can J Infect Dis Med Microbiol. 2005 Nov；16(6)：349-60.
12) Rubenstein JN：Infect Dis Clin North Am. 2003 Jun；17(2)：333-51.
13) Mody L, et al：JAMA. 2014 Feb 26；311(8)：844-54.
14) Hooton TM：N Engl J Med. 1996 Aug 15；335(7)：468-74.
15) Wang CH, et al：Arch Intern Med. 2012 Jul 9；172(13)：988-96.
16) Jepson R, et al：JAMA. 2013 Oct 2；310(13)：1395-6.
17) Etienne M, et al：BMC Infect Dis. 2008 Jan 30；8：12.
18) Everaert K, et al：Spinal Cord. 1998 Jan；36(1)：33-8.

TIPS 3 ▶▶ 抗菌薬，経静脈投与から経口投与への切り替え

研修医 ● 先生，入院が必要となる感染症では，抗菌薬は経静脈投与で開始すると思いますが，これはいつまで継続すべきなのでしょうか？ 経口投与に切り替えるタイミングはどうしたらよいでしょう？

指導医 ● よい着眼点ですね。

経静脈投与の抗菌薬よりも経口投与のほうが患者さんの負担は軽くなります。費用も少なくてすみますし，退院も早まりますので，漫然と経静脈投与するよりも経口投与に切り替える，という視点は重要です。切り替えを考慮する際のポイントは，以下になります。

> ①経静脈投与を48～72時間継続し，血行動態，全身状態が改善傾向にある（解熱傾向や白血球や炎症反応の改善傾向，症状，所見の改善傾向がある）。
> ②感染巣や原因菌が判明しており，感染巣に届き，かつ感受性が見込める経口抗菌薬がある。
> 髄膜炎や頭蓋内膿瘍，心内膜炎，縦隔炎，レジオネラ肺炎，体内異物の感染症，黄色ブドウ球菌や緑膿菌菌血症では経口切り替えは避けたほうがよい。
> 肝膿瘍やドレナージされた膿瘍，膿胸，骨髄炎，関節炎では2週間以上経静脈投与を行った後に切り替えを考慮する。
> ③患者本人が経口摂取可能で，消化管機能も問題ない。

これらを満たす場合に経口投与に切り替えることで，経静脈投与期間を短縮し，かつ治療失敗リスクへの影響は認められませんでした[1]。

研修医 ● ①と③は難しくはなさそうですね。②の評価が問題となりそうです。

指導医 ● そうですね。原因菌の感受性については培養結果が判明していればそれで判断はつきます。培養が陰性の場合，未提出の場合は感染巣や，経静脈投与を行っている抗菌薬を参考にして経口抗菌薬を選択します。感染巣に届くかどうかは薬剤の移行性と血中濃度を考えます。経口投与ではどうしても投与量の問題やBioavailability（バイオアベイラビリティ，生物学的利用能）の問題で経静脈投与よりも血中濃度が低くなります。したがって，髄膜炎や頭蓋内膿瘍，心内膜炎，縦隔炎，レジオネラ肺炎，体内異物の感染症，黄色ブドウ球菌や緑膿菌菌

血症では経口投与へ切り替えるよりは，原則経静脈投与で治療を継続したほうがよいでしょう．肝膿瘍やドレナージされた膿瘍，膿胸，骨髄炎，関節炎では2週間以上経静脈投与を行った後に切り替えを考慮します[1]．

研修医● バイオアベイラビリティ？

指導医● 経静脈投与では直接血中に入りますが，経口投与では吸収されてから血中に移行します．したがって血中濃度は経静脈投与よりも低下する可能性が高いと考えてください．バイオアベイラビリティは服用した薬剤が，全身循環に到達する割合を示した値です．どの薬剤がどの程度のバイオアベイラビリティかは把握しておく必要があります（**表1**）[2]．

表1 ● 経口抗菌薬のバイオアベイラビリティ

抗菌薬	薬品名	製品名	バイオアベイラビリティ（％）
ペニシリン系	ベンジルペニシリン	ペニシリンGカリウム®，バイシリン®G	15
	アンピシリン	ビクシリン®	40
	アモキシシリン	サワシリン®	74〜92
	アモキシシリン・クラブラン酸	オーグメンチン®	75
第一世代セフェム系	セファレキシン	ケフレックス®，ラリキシン®	90
	セファクロル	ケフラール®	93
第二世代セフェム系	セフロキシム	オラセフ®	52
	セフォチアム	パンスポリン®	45.5
第三世代セフェム系	セフィキシム	セフスパン®	30〜50
	セフジニル	セフゾン®	20〜25
	セフポドキシム	バナン®	46
	セフジトレン ピボキシル	メイアクト®	16
	セフチブテン	セフテム®	80
ニューキノロン系	シプロフロキサシン	シプロキサン®	50〜85
	レボフロキサシン	クラビット®	98
	モキシフロキサシン	アベロックス®	90

表1 ▶続き

マクロライド系	エリスロマイシン	エリスロシン®	20〜50
	クラリスロマイシン	クラリス®	50
	アジスロマイシン	ジスロマック®	37
テトラサイクリン系	ドキシサイクリン	ビブラマイシン®	90
	ミノサイクリン	ミノマイシン®	90
リコマイシン	クリンダマイシン	ダラシン®S	90
メトロニダゾール	メトロニダゾール	フラジール®	90
ST合剤	スルファメトキサゾール・トリメトプリム	バクタ®	90〜100
オキサゾリジノン	リネゾリド	ザイボックス®	100

（文献2を参考に作成）

指導医● 大まかに，以下と覚えておきましょう。

> ・ペニシリン系ならばアモキシシリンならば7割程度。
> ・セフェム系は第一世代が9割と良好。第三世代は経口投与する価値なし。
> ・ニューキノロン系はどれもバイオアベイラビリティは良好。
> ・他，テトラサイクリン系，リンコマイシン，メトロニダゾール，ST合剤はバイオアベイラビリティが良好。

研修医● なるほど。では経静脈投与でアンピシリンやアンピシリン・スルバクタムを使用している場合はアモキシシリン，アモキシシリン・クラブラン酸への切り替えは比較的行いやすいのですね。経静脈投与でセフトリアキソンを使用している場合は，そのまま経口第三世代セフェム系抗菌薬への変更はあまりよろしくない，と。

指導医● そうですね。その場合は感染巣や原因菌を絞って第一世代セフェムへ変更するか，アモキシシリンへ変更するかを考慮したほうがよいですね。

研修医● あとは，ニューキノロン系でしょうか。

指導医● 個人的には敗北感が強いですけどね。ニューキノロン系はバイオアベイラビリティが良好で，様々な細菌をカバーできますので，外来で好まれて使用されています。その影響もあって，ニューキノロン耐性菌

の増加が問題となっています。

抗菌薬を切り替える際にさらにカバーを広げるような切り替えは個人的にはお勧めできません。ただし前立腺炎や膿瘍など，抗菌薬移行性の問題でニューキノロン系に切り替えるのはありです。

研修医● わかりました。ありがとうございました。

文献
1) Sevinç F, et al：J Antimicrob Chemother. 1999 Apr；43(4)：601-6.
2) Johns Hopkins ABX Guide：http://www.hopkinsguides.com/hopkins/index/Johns_Hopkins_ABX_Guide/All_Topics/A

16 入院中の発熱, *Clostridium difficile* 感染症

症例

82歳女性。腰椎圧迫骨折で約1カ月前より入院中。疼痛は改善傾向にあり，その後リハビリを続けていたところ，昨日より発熱，食欲低下を認め，コンサルトされた。

呼吸器症状の増悪やSpO$_2$（室内気）の低下は認められていない。明らかな誤嚥，むせ込みのエピソードも認めなかった。食欲低下以外の自覚症状は認めない。

バイタルサイン：意識晴明。血圧 114/60 mmHg，心拍数 100/分，呼吸数 24回/分，SpO$_2$ 98%（室内気），体温38.5℃。呼吸音は肺胞呼吸音。心雑音は認めず。肝叩打痛なし。Murphy徴候なし。腰部叩打痛なし。関節や皮膚の異常所見なし。

WBC 18,000/μL（好中球 86%，リンパ球 10%），Hb 13.2 g/dL，血小板20万/μL，AST 34 IU/L，ALT 30 IU/L，γ-GT 80 IU/dL，ALP 240 IU/L，LDH 240 IU/L，BUN 23 mg/dL，Cr 0.85 mg/dL，Na 136 mEq/L，K 3.8 mEq/L，Cl 102 mEq/L，CRP 9.5 mg/dL。

尿検査：白血球陰性，蛋白尿陰性。

胸部X線写真：明らかな浸潤影は認められない。

1 入院患者の発熱

入院患者の発熱の原因

指導医 ● このような患者さんのコンサルトを受けました。入院中の発熱ですが，どのような原因が多いでしょうか？

研修医 ● 自分の経験では誤嚥や肺炎，尿路感染症であったことがほとんどですね。

指導医 ● この症例では膿尿はありませんし，呼吸器症状もありません。胸部X線写真でも肺炎所見はなさそうです。肺炎や誤嚥は完全には否定はできませんが，可能性は低そうですね。ほかにはどのような原因を考えますか？

(研修医) ● あとは……薬剤でしょうかね？

(指導医) ● 薬剤熱は重要ですね。ちょっと入院中の発熱についてまとめてみましょう。

入院中の発熱は入院患者の2〜17%で認められます。原因は感染症が37〜74%，非感染性疾患が3〜52%とばらつきが大きいようです[1]。感染症で最も多いのは尿路感染症と肺炎です[2]。

入院中の発熱を考える際には，まず頻度の高い感染症，つまり尿路感染症と肺炎の可能性を考慮します。その後は頻度は低いが，見逃したくない感染症，頻度が高い非感染性疾患を考えるようにします（表1）[2〜5]。

表1 ● 入院中の発熱の原因

カテゴリー	疾患
頻度の高い感染症	肺炎，誤嚥性肺炎，尿路感染症
頻度の低い重要な感染症	血流感染症，カテーテル感染症，Clostridium difficile感染症，副鼻腔炎，褥瘡感染症
重要な非感染性疾患	薬剤熱，結晶性関節炎，手技による発熱，血腫熱，血栓症（DVT，肺塞栓），虚血性心疾患

（文献2〜5より作成）

(指導医) ● これをもっと覚えやすく，「肺炎と尿路感染症と"6Ds"（表2）」と覚えるとよいです。

表2 ● 入院中の発熱の6Ds

Drug → 薬剤熱
Device → ルート，NGチューブ，尿道カテーテル，ドレーン処置に伴う発熱
Clostridium Difficile → *C. difficile* 感染症
DVT → 深部静脈血栓症（他に肺塞栓や血腫も含む）
Decubitus → 褥瘡
CPPD → 偽痛風（結晶性関節炎）

(研修医) ● これは確かに覚えやすいですね。薬剤歴やデバイス使用の有無，DVT所見，皮膚，関節所見を意識して評価しようと思います。

> ■ 症例の続き
>
> 薬剤歴：薬剤は疼痛に対するトラマドール/アセトアミノフェン合剤を1週間前まで使用していたが，現在は終了。他薬剤はアルファカルシドール，乳酸カルシウム，アレンドロン酸，ランソプラゾール，酸化マグネシウム。いずれも半年以上前から使用している。酸化マグネシウムは3日前より自己中断中。半年以内の抗菌薬使用歴なし。

> デバイス歴：末梢ルートは3週間前より終了。尿道カテーテルの使用なし。NGチューブもない。処置もない。
> 追加身体所見：褥瘡はなく，関節，皮膚所見も問題なし。

(研修医)● 原因となりそうなものはありませんでした。

(指導医)● 酸化マグネシウムが3日前より中止されているのはなぜでしょう？

(研修医)● 便の回数が増えたとのことでした。でも下痢ではなく，普通便～軟便が1日に1～2回程度とのことです。

(指導医)● 便の性状が変わったのは確かですね。*Clostridium difficile*感染症（CDI）の可能性はどうですか？

(研修医)● 下痢ではありませんし，抗菌薬曝露もないので考えていませんでした。

(指導医)● 便中GDH抗原とCDトキシンをチェックしてみてください。

> 検査結果：便中GDH陽性，便中CDトキシン A陽性

(研修医)● 陽性でした……。ではCDIによる発熱の可能性が高いですね。でも下痢も，抗菌薬曝露もありませんでしたよ。そのようなことがあるのでしょうか？

2 *Clostridium difficile*感染症

*C. difficile*の無症候性キャリア

(指導医)● CDIについて知っていることを教えてください。

(研修医)● CDIは*Clostridium difficile*による感染症で，毒素産生株が腸内に常在している状況で，抗菌薬の曝露があると菌交代現象が起こり，菌量が増えます。菌量が増えると毒素産生も増加し，その結果腸炎が生じます。

(指導医)● その通りですね。抗菌薬関連下痢症として有名です。年々頻度は増加し，ここ10年で3倍以上増加しています[6]。
ちなみに，入院患者において，*C. difficile*の無症候性キャリアはどの程度いると思いますか？

(研修医)● あまり多くないと思うのですが……。数％くらいでしょうか。

(指導医)● 入院時の評価では，無症候性キャリアは4～10％程度です。入院中に無症候性キャリアとなるのが3～14％というデータがあります[7]。過去1年以内の入院歴や，ステロイド使用中の患者，PPIやH_2阻害薬といった制酸薬の長期投与をしている患者，CDIの既往は無症候性キャリアのリスク因子となります[8, 9]。また，以前にアウトブレイクを起こした病棟や施設に入所していた患者ではさらに無症候性キャリアのリスクが高くなります[10]。

- 研修医：結構高いのですね．10人に1人はキャリアの可能性があるということですか．特に高齢者や施設入所者の入院が多い科や病棟ではもっと多そうですね．
- 指導医：無症候性キャリアからCDIを発症するのは2.5%程度と少ないですが[11]，無症候性でも周辺環境や皮膚の汚染リスクはありますので，やはり手洗いは重要ですね．

抗菌薬曝露はどの程度CDIの発症に関わるか？

- 研修医：この患者さんは抗菌薬曝露歴がありませんでしたが，それなのにCDIを発症するのでしょうか？
- 指導医：確かに，CDIといえば抗菌薬関連下痢症で有名ですね．抗菌薬曝露は強いCDI発症リスク因子となります［RR 10.6［95%信頼区間（CI）：8.9〜12.8］][12]．特に投与開始後から20日以内で最もリスクが高く，90日程度はリスク上昇が認められます．
  抗菌薬別の評価では，ニューキノロン系，セフェム系抗菌薬，クリンダマイシンで特にリスクが高くなります（表3）[12]．

表3 ● 抗菌薬とCDI発症リスク

抗菌薬	RR	抗菌薬	RR
抗菌薬全体	10.6［8.9〜12.8］	シプロフロキサシン	5.0［3.7〜6.9］
テトラサイクリン	1.1［0.1〜8.6］	モキシフロキサシン	9.1［4.9〜17.0］
ST合剤	1.2［0.4〜3.3］	セファロスポリン	14.9［10.9〜20.3］
マクロライド	3.9［2.5〜5.9］	ガチフロキサシン	16.7［8.3〜33.6］
レボフロキサシン	4.1［2.4〜7.1］	クリンダマイシン	31.8［17.6〜57.6］
ペニシリン	4.3［2.8〜6.4］	その他	1.7［0.4〜6.8］

［　］内は95%信頼区間（CI）

（文献12より）

- 指導医：抗菌薬は確かにリスクにはなりますが，いくつかのCDI患者のコホート研究では，24〜46%が90日以内の抗菌薬曝露がありませんでした[12〜14]．
- 研修医：CDIの1/3前後が抗菌薬曝露歴のない患者で生じているのですね．抗菌薬を使用していないからといって除外はできないのですね．
  ほかにCDI発症のリスク因子はどのようなものがあるのでしょうか？
- 指導医：PPIの使用（RR 1.6［95%CI：1.3〜2.0］），高齢者（RR 1.4［95%CI：1.3〜1.5］/5歳増加ごと），入院歴（RR 2.2［95%CI：2.0〜2.4］），炎症性腸疾患（RR 4.1［95%CI：2.6〜6.6］），腎不全（RR 1.7［95%CI：1.3〜2.2］）がリスクになります[12]．

下痢のないCDI？

指導医 ● この患者では下痢は認められませんでした。CDIにおける下痢の頻度はどの程度でしょうか？

研修医 ● 全例で認めるとばかり思っていました。

指導医 ● はっきりとしたデータは乏しいのですが，施設入所者のCDIにおいて，下痢の頻度は76%であった報告があります[14]。また，CDトキシン陽性の35例中，下痢は27例（77%），腸閉塞所見は4例で認められた報告もあります[15]。

研修医 ● 1/4は下痢を認めないのですか。入院中や施設入所者の発熱では常に念頭に置いておくべき疾患ですね。

指導医 ● CDIの患者では，白血球上昇の頻度が高く，白血球＞15,000/μLで明らかな炎症のフォーカスが不明な入院患者のうち，58%がCDIであった報告もあります[15]。同様にCDI患者の20%で白血球＞15,000/μLとなる報告もあり[14]，白血球増多が高度で，炎症のフォーカスが不明な場合はCDIを疑うきっかけとなるかもしれません。

CDIの診断はどうする？

指導医 ● CDIの検査ですが，一般的には便中トキシンとGDHの迅速検査を行うことが多いと思います。それぞれ何をみているかわかりますか？

研修医 ● トキシンは毒素自体をみているのですよね。GDHというのは何なのでしょうか？

指導医 ● GDH (glutamate dehydrogenase) は，すべてのC. difficileで産生される代謝酵素です。よく使用されるC. Diff Quik Checkコンプリート®はイムノクロマトグラフ法によりトキシンA，BとこのGDHが評価可能です。
GDHに対する感度は75〜90%ですが，トキシンに対する感度は60%程度です[16]。

研修医 ● となると，GDHはC. difficileの存在を証明する検査で，トキシンはトキシン産生株かどうかの判断に使用するのですね。

指導医 ● その通りです。疑い患者において，GDH陽性，トキシン陽性ならばCDIで確定できます。GDH陰性，トキシン陰性ならば除外します。問題はGDH陽性，トキシン陰性の場合です。トキシン非産生株の可能性か，トキシン濃度が低くて検出できなかった可能性があります。海外ではこのような場合はPCRを行い，トキシン産生に関与する遺伝子を評価します[17]が，日本国内では簡単にできる検査ではなく，その場合は臨床的に判断するしかありません。

疑わしければ治療を行うのもよいと思います。ただし，トキシン陰性の場合は例えPCR陽性であったとしてもCDIの重症化リスク，合併症リスクは低いため，経過観察も1つの手ですね[18]。

CDIの治療

指導医● CDIの治療はどうしますか？

研修医● メトロニダゾールか，バンコマイシンの経口投与を使用します。重症例ではメトロニダゾールよりもバンコマイシンのほうが効果が高いと聞いたことがあります。

指導医● そうですね。2010年IDSAガイドラインでは，軽症〜中等症ではメトロニダゾールが第一選択となります。重症例や複雑性，2回以上の再発を繰り返す症例ではバンコマイシンを使用することが推奨されています（**表4**）[17, 19]。

表4 CDIの重症度と推奨治療

分類	臨床，検査所見	リスク因子	推奨治療
軽症〜中等症	全身症状を伴わない下痢 WBC<15,000/μL，Crが基礎値の1.5倍未満	抗菌薬使用，入院歴，PPI使用，化学療法，慢性腎不全，経管栄養	メトロニダゾール 500 mgを1日3回経口投与，10〜14日間
重症	全身症状を伴う WBC≧15,000/μL Crが基礎値の1.5倍以上	高齢者，BI/NAP1/027株	バンコマイシン 125 mgを1日4回経口投与，10〜14日間
重症 複雑性	低血圧，腸閉塞，巨大結腸を伴う	上記に加えて，外科手術歴，炎症性腸疾患，IVIG治療	バンコマイシン 500 mg 1日4回経口投与＋メトロニダゾール 500 mgを8時間ごとに経静脈投与
再発性	治療後8週間以内の再発	65歳以上，抗菌薬使用，併存症多数，PPI使用，初回CDIの重症度が高い	1回目の再発では初期治療と同様。2回目以降ではバンコマイシンの漸減療法*

＊：バンコマイシンの漸減療法の1例：125 mgを6時間ごとに経口投与 1〜2週間，その後8時間ごと投与を1週間，12時間ごと投与を1週間，24時間ごと投与を1週間，48時間ごと投与を1週間，72時間ごと投与を1週間行い，終了する。

（文献17，19より）

研修医● この患者さんでは，白血球が18,000/μLと高値なので重症になってしまうのですか？

指導医● まあ，そうなのですが，全身状態も悪くありませんし，メトロニダゾールで始めましょう。ガイドラインはあくまでも指標ですので。

研修医● 了解しました。

目からウロコの診療ポイント

その1 入院患者の発熱では，頻度の高い感染症（尿路感染症，肺炎），頻度は少ないが重要な感染症（血流感染症，褥瘡感染症，CDI），頻度の高い非感染性疾患（薬剤熱，結晶性関節炎，血腫，血栓症）を考慮する。

その2 入院患者の発熱の原因は，「肺炎と尿路感染症と"6Ds"」と覚える。

その3 入院患者の10％が無症候性の*C. difficile*キャリアであり，CDI患者と同等の皮膚，周辺環境の汚染リスクがあるため注意する。

その4 抗菌薬曝露はCDIの強いリスク因子となり，特に開始後20日以内でリスクが高く，90日間はリスクが持続する。ただし，CDIの24～46％が90日以内の抗菌薬曝露歴がない。

その5 下痢を認めないCDIも1/4で認められる。

その6 便検査では，GDHとトキシン双方陽性でCDIと診断する。GDHの陽性でトキシン陰性の場合は判定保留。

その7 CDIの治療は重症感がなければメトロニダゾールが第一選択。重症例や2回以上の再発を繰り返す症例ではバンコマイシンの経口投与を考慮する。

文献

1) Kaul DR, et al：J Gen Intern Med. 2006 Nov；21(11)：1184-7.
2) Arbo MJ, et al：Am J Med. 1993 Nov；95(5)：505-12.
3) Trivalle C, et al：Arch Intern Med. 1998 Jul 27；158(14)：1560-5.
4) McKinley W et, al：J Spinal Cord Med. 2006；29(5)：501-6.
5) van Zanten AR, et al：Crit Care. 2005 Oct 5；9(5)：R583-90.
6) Kelly CP, et al：N Engl J Med. 2008 Oct 30；359(18)：1932-40.
7) Donskey CJ, et al：Infect Dis Clin North Am. 2015 Mar；29(1)：13-28.
8) Loo VG, et al：N Engl J Med. 2011 Nov 3；365(18)：1693-703.
9) Kong LY, et al：Am J Infect Control. 2015 Mar 1；43(3)：248-53.
10) Ziakas PD, et al：PLoS One. 2015 Feb 23；10(2)：e0117195.
11) Alasmari F, et al：Clin Infect Dis. 2014 Jul 15；59(2)：216-22.
12) Dial S, et al：CMAJ. 2008 Oct 7；179(8)：767-72.
13) Collins CE, et al：J Am Coll Surg. 2014 Jun；218(6)：1141-7. e1.
14) Hunter JC, et al：Open Forum Infect Dis. 2016 Jan 18；3(1)：ofv196.
15) Wanahita A, et al：Am J Med. 2003 Nov；115(7)：543-6.
16) Brecher SM, et al：Clin Infect Dis. 2013 Oct；57(8)：1175-81.
17) Bagdasarian N, et al：JAMA. 2015 Jan 27；313(4)：398-408.
18) Polage CR, et al：JAMA Intern Med. 2015 Nov；175(11)：1792-801.
19) Cohen SH, et al：Infect Control Hosp Epidemiol. 2010 May；31(5)：431-55.

17 急性単関節炎：結晶誘発性か，化膿性か

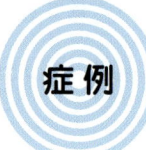

症例

73歳男性，左下肢の疼痛があり受診．
2日前の朝より左下肢の疼痛が出現．疼痛は徐々に増悪し，前日より38℃台の発熱を認めた．疼痛で歩行困難となり来院．悪寒戦慄はなく，外傷歴もなし．同様のエピソードの既往はない．
既往歴：2型糖尿病，高血圧．
内服歴：メトホルミン 1,000 mg/日，シタグリプチン 100 mg/日，アムロジピン 5 mg/日，テルミサルタン 40 mg/日．
バイタルサイン：意識清明，血圧 142/80 mmHg，心拍数 102/分（整），体温 38.2℃，呼吸数 22/分，SpO_2 97%（室内気）．
左膝関節周囲の発赤・腫脹，圧痛を認める．特に関節裂隙の圧痛が強く，波動を触れる．周囲の皮膚のびらん，水疱所見は認めない．
血液検査：WBC 11,000/μL（好中球 87%，リンパ球 10%），Hb 13.2 g/dL，血小板 34万/μL，BUN 23 mg/dL，Cr 0.8 mg/dL，Na 144 mEq/L，K 4.2 mEq/L，Cl 106 mEq/L，CRP 8.2 mg/dL．
関節穿刺：鏡検にてピロリン酸Ca結晶（＋），細胞数 68,000/μL
関節液のグラム染色では明らかな菌体認められず．
関節液の培養検査は提出済み．

1 急性単関節炎

急性単関節炎では化膿性関節炎を念頭に置きつつ診療する

（研修医）● 昨晩左膝関節腫脹で時間外外来を受診され，入院となった患者さんです．
当直医より関節穿刺を施行され，ピロリン酸Ca結晶が認められているため，偽痛風と診断．NSAIDsが処方となっていますね．本日から私が受け持ちになります．

（指導医）● わかりました．それで，どう考えますか？

（研修医）● 急性の膝関節炎で，関節液のグラム染色で菌体もありませんし，ピロ

リン酸Ca結晶も認められておりますので，偽痛風でよいと思います。このままNSAIDsを継続しつつ，経過をみようと思います。

指導医● そうですか。「その方針ちょっと待った！」ですね。

まず，関節炎の鑑別についてまとめてみます。

関節炎には急性，慢性，単関節炎，多関節炎の大きく4つがありますね。少数関節炎（oligoarthritis）という2～3関節の炎症というのもありますが，ここでは4つで考えてみます。それぞれで当てはまる疾患は何でしょうか？

研修医● 急性の単関節炎，多関節炎ではやはり化膿性関節炎と結晶性関節炎があると思います。あとは外傷によるものでしょうか。

慢性経過では，膠原病や結核性などが考えられそうです。

指導医● 原因を**表1**にまとめます。

表1 ● 関節炎の鑑別

急性単関節炎	急性多関節炎	慢性単関節炎	慢性多関節炎
・化膿性関節炎 ・結晶性誘発関節炎 ・外傷性	・化膿性関節炎 ・ウイルス性関節炎 ・結晶性誘発関節炎	・結核性関節炎 ・無腐性骨壊死 ・変形性関節症	・関節リウマチ ・SLE ・リウマチ性多発筋痛症 ・脊椎関節炎など ・変形性関節症

研修医● 急性経過ではやはり感染症と結晶誘発性関節炎ですね。

指導医● そうなります。化膿性関節炎は早期に治療しないと関節破壊をきたし，機能予後に関わります。したがって**急性の単関節炎，少数関節炎では常にこの2つの鑑別を意識する必要があります**。

化膿性関節炎の診断/除外に有用な病歴，所見は？

指導医● 先ほど，「グラム染色で菌体がいないこと」「関節液よりピロリン酸Ca結晶が検出されたこと」を偽痛風の診断根拠として挙げましたね。では1つ目から，化膿性関節炎における関節液のグラム染色の感度はどの程度でしょうか？

研修医● 正直わかりませんが，そういうからには低いのでしょうね。6割くらいですか？

指導医● おしい！ 報告によりますが，**化膿性関節炎における関節液グラム染色の感度は22～50％程度**です[1～3]。半分に満たないと覚えておきましょう。

指導医 ● では，偽痛風における関節液中のピロリン酸Ca結晶の特異度は？

研修医 ● これは高いと思います。

指導医 ● 正直に言って，特異度は知りません。しかしながら，**実はいろいろな疾患で関節液中の結晶が陽性になる**ことがわかっています。

例えば，関節液から尿酸結晶やピロリン酸Ca結晶が陽性となった265例のうち，4例（1.5％）は化膿性関節炎であった報告[4]や，化膿性関節炎104例中5.2％から結晶が検出された報告[5]があります。また，それ以外にも変形性関節症の17～22％，関節リウマチの9～19％，乾癬性関節炎の7～10％などで関節液から結晶が検出される報告もあります[6,7]。検出されるのは主にピロリン酸Ca結晶ですが，乾癬性関節炎では尿酸結晶の割合が半分以上を占めます。ちょっと興味深いところですね。

研修医 ● そうなのですか。結晶を見つけて安心，とはいかないのですね。では，両者の鑑別はどうしたらよいのでしょうか？

指導医 ● 一言で言うと，**化膿性関節炎を除外することはできないと考えるべき**です。

化膿性関節炎を示唆する病歴，関節液所見を**表2**，**3**[8]に示します。

研修医 ● たしかに，化膿性関節炎の可能性を上げる病歴や所見は多そうですが，**除外するのに有用な（陰性尤度比[LR－]が低い）項目はありません**ね。血液中の白血球数やCRP，赤沈などはどうなのでしょうか？

指導医 ● それも，除外に有用ではありませんね。CRP＞10mg/dLでは陽性尤度比（LR＋）1.1～2.8ですが，陰性尤度比（LR－）は0.3～0.6程度です[8]。

プロカルシトニンも同様，化膿性関節炎の除外に有用なものとは言え

表2 ● 化膿性関節炎を示唆する病歴

病歴，所見	感度（％）	特異度（％）	LR（＋）	LR（－）
年齢＞80歳	18.9	94.6	3.5 [1.7～6.4]	0.86 [0.70～0.96]
糖尿病	10.8	96.0	2.7 [1.1～6.2]	0.93 [0.79～1.0]
関節リウマチ	67.6	72.5	2.5 [1.9～2.9]	0.45 [0.27～0.67]
3カ月以内の関節手術歴	24.0	96.5	6.9 [3.7～11.6]	0.78 [0.63～0.90]
皮膚感染所見（人工関節なし）	32.4	88.4	2.8 [1.7～4.2]	0.76 [0.58～0.91]
皮膚感染所見（人工関節あり）	24.3	98.4	15.0 [8.0～26.0]	0.77 [0.62～0.88]

［　］内は95％信頼区間（CI）

（文献8より）

表3 ● 化膿性関節炎を示唆する関節液所見

関節液所見	感度（％）	特異度（％）	LR（＋）	LR（－）
白血球数＞100,000/μL	19［14〜20］	99［96〜100］	13.2［3.6〜51.1］	0.83［0.80〜0.89］
白血球数＞50,000/μL	56［49〜63］	90［88〜92］	4.7［2.5〜8.5］	0.52［0.38〜0.72］
白血球数＞25,000/μL	73［64〜81］	77［73〜81］	3.2［2.3〜4.4］	0.35［0.23〜0.50］
多核球＞90％	60［51〜68］	78［75〜80］	2.7［2.1〜3.5］	0.51［0.39〜0.65］
関節液中 糖低下	56〜64	85	3.7〜4.2	0.43〜0.52

［　］内は95％信頼区間（CI）

（文献8より）

ません[8]。

(研修医)● となると，急性関節炎では抗菌薬は使用したほうがよいということでしょうか？

(指導医)● 全例で使用するのもやりすぎと思います。

私見ですが，この症例のように，糖尿病の既往があり，関節液細胞数68,000/μLと高い場合は関節液培養結果が出るまでは抗菌薬を併用したほうがよいと思います。たとえば，関節液細胞数が＜25,000/μLで，関節液から結晶が検出され，さらに表2のようなリスク因子がなければ，NSAIDsのみで経過をみるのもよいと思いますよ。

経過が思わしくない場合は，再度所見の評価や関節液検査，血液検査を行うことも重要です。

抗菌薬は何を使用するか？

(研修医)● ではこの患者さんでは，偽痛風に対するNSAIDsと並行して，抗菌薬を使用します……と言っても何を使用したらよいのでしょうか？

(指導医)● 化膿性関節炎の原因菌の多くはブドウ球菌と連鎖球菌です（**表4**）[1]。原則としてブドウ球菌と連鎖球菌は必ずカバーします。入院歴や抗菌薬曝露歴がある場合や，MRSAの流行地域ではMRSAカバーも必要となります。

あとは高齢者や尿路感染症を繰り返している患者ではグラム陰性桿菌のリスクが上昇しますし，性感染症のリスクがある場合は淋菌のカバーが必要です[9]。

(研修医)● つまり……？

(指導医)● 簡単に言いますと，セフトリアキソンで大体カバーできますね。MRSAのリスクがある場合はバンコマイシンを併用します。グラム

染色で菌体が検出できればそれに応じて調節します。

培養検査やグラム染色で化膿性関節炎と確定すればデブリードマンやドレナージ，持続灌流療法など考慮しますので，専門科紹介としたほうがよいでしょう。

(研修医)●わかりました。

表4 ●化膿性関節炎の原因菌

原因菌	頻度	原因菌	頻度
ブドウ球菌	37〜56%	グラム陰性桿菌全般	4〜19%
連鎖球菌全般	10〜28%	インフルエンザ桿菌	0〜7%
肺炎球菌	0〜10%	大腸菌	1〜9%
A群溶連菌	8〜16%	緑膿菌	1〜4%
その他	1〜10%	淋菌	3〜12%
		嫌気性菌	1〜3%

（文献1より）

■ **症例の続き**

NSAIDsを継続し，セフトリアキソン1g/日の併用も開始した。
第3病日に，培養よりグラム陽性双球菌が検出されたと報告があり，最終的に肺炎球菌が陽性となった。整形外科紹介となりデブリードマンとドレナージを施行し，関節機能障害を伴わず治癒した。

目からウロコの診療ポイント

その1 急性の単関節炎，2〜3部位の関節炎では化膿性関節炎と結晶誘発性関節炎が重要。特に化膿性関節炎は常に念頭に置いておく。

その2 化膿性関節炎を除外しえる病歴や所見はない。グラム染色の感度は半分以下であるし，化膿性関節炎の2〜5%は関節液中の結晶が陽性となる。

その3 糖尿病の既往がある患者，関節付近の皮膚感染徴候がある患者，人工関節がある患者，関節術後3カ月以内の患者では特に化膿性関節炎のリスクが高い。

その4 関節液白血球数＞25,000/μL（特に＞50,000/μL）では否定されるまで化膿性関節炎と考える。

文献

1) Goldenberg DL : Lancet. 1998 Jan 17 ; 351(9097) : 197-202.
2) Stirling P, et al : Int J Microbiol. 2014 ; 2014 : 830857.
3) Cunningham G, et al : Int Orthop. 2014 Jun ; 38(6) : 1283-90.
4) Shah K, et al : J Emerg Med. 2007 Jan ; 32(1) : 23-6.
5) Papanicolas LE, et al : J Rheumatol. 2012 Jan ; 39(1) : 157-60.
6) Galozzi P, et al : Rheumatol Int. 2016 Mar ; 36(3) : 443-6.
7) Oliviero F, et al : Joint Bone Spine. 2013 May ; 80(3) : 287-90.
8) Carpenter CR, et al : Acad Emerg Med. 2011 Aug ; 18(8) : 781-96.
9) Mathews CJ, et al : Lancet. 2010 Mar 6 ; 375(9717) : 846-55.

18 AST, ALTの上昇を見たときに

指導医 ● さて、ここでは肝酵素上昇をみた際、どのように検査値から病態を推測するかのトレーニングをしてみましょうか。
外来や入院患者ではよく認められる異常だと思いますが、これまでしっかり意識して検査値を読んでいましたか？

研修医 ● 意識して、と言われると、そこまでこだわってはいませんでしたね。

指導医 ● これがわかると、1、2手先読みして動くことができるようになります。ぜひ習熟しましょう。
今から患者の年齢性別、検査値のみを提示します。どれも肝酵素上昇が認められます。それぞれ どのような病態か考えてみてください。

症例① ▶ 20歳男性、救急外来にて

白血球	9,100/μL	T-Bil	0.7 mg/dL	BUN	13.2 mg/dL
好中球	70.9%	AST	207 IU/L	Cr	0.9 mg/dL
リンパ球	20.8%	ALT	75 IU/L	Na	140 mEq/L
Hb	15.1 g/dL	γ-GT	39 IU/L	K	3.8 mEq/L
血小板	20.4万/μL	ALP	280 IU/L	Cl	100 mEq/L
		LDH	415 IU/L	血糖値	111 mg/dL
				CRP	9.17 mg/dL

症例② ▶ 82歳男性、入院患者のある日の血液検査

白血球	3,700/μL	TP	7.2 g/dL	BUN	24.0 mg/dL
好中球	70%	Alb	3.2 g/dL	Cr	0.5 mg/dL
リンパ球	21.5%	T-Bil	1.5 mg/dL	Na	127 mEq/L
Hb	12.3 g/dL	AST	2,328 IU/L	K	4.7 mEq/L
血小板	7.5万/μL	ALT	1,364 IU/L	Cl	90 mEq/L
		γ-GT	138 IU/L	血糖値	39 mg/dL
PT-INR	2.61	ALP	920 IU/L	CRP	0.9 mg/dL
APTT	39.1 s	LDH	627 IU/L	CPK	136 IU/L

症例③ ▶ 80歳代女性，救急室にて

白血球	7,600/μL	T-Bil	1.2 mg/dL	BUN	48 mg/dL
好中球	86%	AST	5,631 IU/L	Cr	1.7 mg/dL
リンパ球	9.4%	ALT	4,416 IU/L	Na	137 mEq/L
Hb	12.2 g/dL	γ-GT	82 IU/L	K	4.5 mEq/L
血小板	8.2万/μL	ALP	274 IU/L	Cl	97 mEq/L
		LDH	6,912 IU/L	CRP	4.85 mg/dL
PT-INR	1.98			CPK	263 IU/L

症例④ ▶ 79歳男性，救急室にて

白血球	22,640/μL	T-Bil	2.5 mg/dL	BUN	8.5 mg/dL
好中球	72%	AST	524 IU/L	Cr	1.2 mg/dL
リンパ球	22%	ALT	76 IU/L	Na	149 mEq/L
Hb	12.8 g/dL	γ-GT	821 IU/L	K	3.6 mEq/L
血小板	15.3万/μL	ALP	407 IU/L	Cl	97 mEq/L
		LDH	793 IU/L	血糖値	29 mg/dL
PT-INR	1.21	AMY	74 IU/L	CRP	0.7 mg/dL
				CPK	1,659 IU/L

指導医 ● さて，症例①からいきましょう。どうでしょうか？

研修医 ● AST，ALTが上昇しています。白血球もCRPも高いですし，感染症だと思うのですが……。

指導医 ● どこの感染症でしょうか？ また追加したい検査項目はありますか？

研修医 ● 肝炎？ それとも敗血症で上昇したのでしょうか？ 薬剤性？
いつもこの程度の数値ならばあまり掘り下げずに経過をみてしまっています。

指導医 ● そうですか。まあそうですよね。そういう人は多いと思います。
まずは，肝酵素上昇をみた場合のアセスメントを勉強しましょう。

1 肝酵素上昇をみたときのアセスメント

指導医 ● 肝酵素上昇をみたときに重要なことは，その上昇が肝細胞障害単独なのか，肝細胞障害＋αなのか，肝細胞障害以外の原因かの評価です。
さらにいくつかの疾患は肝酵素上昇のパターンでかなり絞ることが可能です。
そのために重要なアセスメントは3段階あります。

> Step 1) AST/ALTのバランス，Bil，INR，血糖，Albをチェックする
> Step 2) AST，ALTとCPK，LDHのバランスをチェックする
> Step 3) 肝細胞障害ではAST/ALTの値，バランスから，肝細胞障害の原因を推測する

1つずつ説明しましょう。

■ **Step 1) AST/ALTのバランス，Bil，INR，血糖，Albをチェックする**
- AST：ALT＝≦2：1ならば肝細胞障害，さらにAST＜ALTならば数日経過している
- AST：ALT＝＞2：1で，他の肝機能障害を示唆する検査異常があれば，肝細胞障害＋α
- AST：ALT＝＞2：1で，他の肝機能障害を示唆する検査異常がなければ，肝細胞障害以外多いのはCPK上昇や溶血に付随するもの

ASTは心臓，肝臓，骨格筋に多く分布し，腎臓，膵臓，赤血球には少量分布しています。ALTは主に肝臓に分布しています。肝細胞では肝小葉の部位による差はありますが，基本的にAST：ALT＝1.5～2：1の割合で存在しています。また半減期はAST 18時間，ALT 48時間であるため，急性肝細胞障害の初期ではAST＞ALT，発症48時間程度経過するとAST＜ALTとなります。
また，肝細胞障害では，AST，ALT以外に肝機能に関連する項目もチェックします。具体的にはBil値，PT-INR，血糖，アルブミンです。
肝細胞障害による凝固障害はPTの延長が初期に生じます。これは凝固因子のうち，Ⅶ因子の半減期が1.5～5時間と最も短いため，凝固因子産生障害では早期に枯渇するためです。肝障害でAPTTまで延長している場合は，長期間の高度な障害であると考えましょう。

■ **Step 2) AST，ALTとCPK，LDHのバランスをチェックする**
- CPK正常～軽度上昇程度，LDH＜ASTならば肝細胞障害単独
- CPK正常～軽度上昇程度，LDH＞AST，LDH＞CPK：低酸素性肝炎
- CPK高度上昇，LDH軽度上昇（CPK＞LDH）：横紋筋融解，心筋虚血合併

Step 1)で肝細胞障害が疑われた患者では，CPKとLDHのバランスをチェックします。LDHはすべての細胞質に含まれる逸脱酵素であり，LDH-1～5のアイソザイムがあります。それぞれのアイソザイムで分布する臓器，半減期が異なる点がポイントです（**表1**）[1]。

表1 LDHのアイソザイム

LDH	半減期	心臓(%)	肝臓(%)	腎臓(%)	大脳(%)	骨格筋(%)	肺(%)	脾臓(%)	赤血球(%)	皮膚(%)
LDH-1	79時間	60	0.2	28	28	3	10	5	40	0
LDH-2	75時間	30	0.8	34	34	4	18	15	30	0
LDH-3	31時間	5	1	21	19	8	28	31	15	4
LDH-4	15時間	3	4	11	16	9	23	31	10	17
LDH-5	9時間	2	94	6	5	76	21	18	5	79

色字はその臓器に存在する主なアイソザイムとその割合

（文献1より）

肝臓に多いLDH-5は半減期が9時間とASTよりも短い特徴があります．また，肝細胞障害では，LDH値はASTよりも低くなる特徴があるため，肝細胞障害単独において，LDHがASTを上回ることはありません．例外としてLDH＞ASTとなる肝細胞障害に低酸素性肝炎があります．心臓や腎臓に多いLDH-1，2は半減期も長いため，ASTよりも高値となります．

CPKが上昇する場合もAST，ALTは上昇します．横紋筋融解症や痙攣後などの急性のCPK上昇では，主にASTが上昇し，AST：ALTは＞3：1となります[2]．一方筋炎疾患のような慢性的なCPK上昇では，半減期の影響でAST：ALTは1：0.1～1.9となり，肝細胞障害に類似しますので注意してください．

■ Step 3）肝細胞障害ではAST/ALTの値，バランスから，肝細胞障害の原因を推測する

- AST，ALT＞1,000 U/Lでは，急性肝細胞障害，薬剤性肝障害，中毒性肝障害，低酸素性肝炎を考慮する
- LDH＞ASTとなる肝細胞障害では低酸素性肝炎を強く考慮する[3]
- AST：ALT＝≧2：1となる肝細胞障害では，アルコール性肝炎を考える．アルコール性肝炎ではASTは300～400 U/Lを超えない程度の上昇[4, 5]
- 数値で原因を詰めるのには限界があるため，病歴は非常に重要

Step 1）～2）で肝細胞障害単独，肝細胞障害＋αと判断されれば，AST，ALTの数値やそのバランスから原因を推測します．肝細胞障害＋αでは，そのα分のASTやLDH上昇を考慮して評価することが重要となります（これは経験が必要！）．

AST，ALT＞1,000 U/Lとなる場合は，急性肝細胞障害（急性ウイルス性肝炎），薬剤性肝障害，中毒性肝障害（アセトアミノフェンやキノコ毒など），低酸素性肝炎を考慮します．ALT＞3,000 U/Lを超える病態の半分が低酸素性肝炎，1割が薬剤，中毒性，7%が急性ウイルス性肝炎であった報告もあります[6]．また，これら疾患のAST，LAT，LDHのバランスを評価すると，低酸素性肝炎ではLDHがASTやALTを上回る特徴が見出されます（**表2**）[7]．

表2 ● 急性肝障害におけるAST/LDH，ALT/LDH（IU/Lで計算）

	急性ウイルス性肝炎	hypoxic hepatitis	アセトアミノフェン中毒
ALT/LDH	4.65 [1.0～11.1]	0.87 [0.17～2.89]	1.46 [0.11～8.26]
AST/LDH	2.47 [0.11～7.53]	0.81 [0.24～1.71]	1.46 [0.11～7.34]

[　]内は95％信頼区間（CI）

（文献7より）

2 各症例の解析

指導医 ● これをふまえて，症例①～④の病態を推測してみましょう．どれも実際経験し，血液検査結果がヒントとなった症例です．

症例①の解析

(研修医) ● Step 1では，AST 207 IU/L，ALT 75 IU/Lで，AST/ALT 2.8と肝細胞障害としては解離が大きいです．ビリルビンの上昇もありません．他のINRやアルブミン，血糖値の記載はありませんので，この時点では肝細胞障害以外を考えます．

(指導医) ● そうですね．外来で検査したので，INRやアルブミン，血糖値はオーダーしていませんでした．

(研修医) ● Step 2ではLDHが415 IU/LとASTよりも高く，これも肝細胞障害以外を示唆する結果です．ですので，これは肝細胞障害ではない上昇パターンですね．

(指導医) ● ご名答．では，ほかに追加したい検査は？

(研修医) ● CPK値がみたいです．

(指導医) ● はい．CPKを追加しました．すると，CPK 2,643 IU/Lでした．

(研修医) ● どこ由来なのでしょうか．CRP上昇も気になりますし．ここまできたら症状や経過は聞いてよいですか？

(指導医) ● そうですね．20歳男性，4日前からの下痢症状で来院しました．下痢は前日には改善したそうですが，発熱は持続し，倦怠感を認めたために来院しました．この数値をみてさらに詳細に病歴をとると，軽度の前胸部痛があると判明しました．その後心電図を評価しV_2-V_6，I，aVLでST上昇が認められたため，心筋炎と診断し，入院となりました．最初，胸痛とか呼吸苦の訴えがなかったので，余計に引っかけにくかったですね．

症例②の解析

(研修医) ● Step 1では，AST 2,328 IU/L，ALT 1,364 IU/L，AST：ALTは1.7：1，さらにビリルビンも上昇，INR延長，低血糖からは肝細胞障害パターンですね．

(研修医) ● そしてStep 2ではAST＞LDHからも，まず肝細胞障害パターン単独と言えそうです．

(指導医) ● ご名答．簡単でした？
では原因はどうですか？

(研修医) ● Step 3をみますと，AST，ALTが1,000 IU/Lを超えていますので，急性ウイルス性肝炎か，薬剤性，毒素性肝障害．LDHは低いので低酸素性肝炎っぽくはない，といったところでしょうか？

(指導医) ● いいですね．では病歴です．
82歳の男性で，認知症の精査目的で神経内科に入院していました．3

週間前に痙攣発作が認められたため，抗てんかん薬で治療されています．2週間前よりテグレトール内服が開始されました．その後1週間後の血液検査でAST 74 IU/L，ALT 50 IU/Lとやや上昇ありましたが，薬剤は継続され，さらに1週間後に意識障害で発見された，という経過です．

(研修医)● なるほど．テグレトールによる薬剤性肝障害ということでしたか．

(指導医)● そうですね．このあたりの特徴を知っていれば，診断に迷うことは少ないと思います．

症例③の解析

(研修医)● これは著明に上昇していますね．Step 1では，AST 5,631 IU/L，ALT 4,416 IU/L，AST：ALTは1.3：1，さらにINRの亢進，ビリルビンの上昇があり，肝細胞障害パターンと言えそうです．

(研修医)● Step 2では，LDHが6,912 IU/Lと非常に高い値ですね．CPKの上昇は軽度のみですし，これは低酸素性肝炎のパターンと言えるのでしょうか．

(指導医)● 解析が早くなりましたね．
80歳代の女性で，左心駆出率20％台の心不全で循環器科かかりつけの患者さんです．発作性心房細動（Paf）もあり，Paf発症時には血圧が80mmHg台に低下してしまいます．
この日も倦怠感を訴えて救急外来を受診されました．その際心房細動を認め，血圧は70mmHg台でした．ジゴキシンの投与にて洞調律に戻り，入院管理となりました．翌日の血液検査結果が提示したものです．これをみて肝炎疑いということでコンサルトがあり対応した症例です．当時は肝臓内科がない病院で勤務していたので，転院させるべきという意見もありましたが，病歴，血液検査でも低酸素性肝炎と自信をもって言える症例でしたので，困らなかったですね．

(研修医)● 先生，その「低酸素性肝炎」というのがあまり聞き慣れないのですが，どのような病態なのでしょうか？

補足：低酸素性肝炎とは？

(指導医)● 低酸素性肝炎（hypoxic hepatitis）は肝臓への酸素供給が低下することで生じる肝障害で，ほかには虚血肝（ischemic hepatitis），ショック肝（shock liver）などと呼ばれています．
心不全やショックによる血液灌流の減少だけではなく，低酸素血症，右心不全による肝うっ血も原因となります[6]．

ショックや低酸素後，4〜5時間から肝酵素が上昇し始め，翌日ピークを迎えます[3,8]。AST，ALT，LDHは正常上限の20倍以上と著明に上昇します[9]。ビリルビンは軽度上昇し，ピークは他の酵素よりもやや遅れて出現します。通常＜5mg/dL程度で，＞5mg/dLとなるのは16％，＞10mg/dLとなるのは3.5％程度ですが，中には＞20mg/dLとなる例もあります[3]。

他の肝炎と異なり，循環動態，酸素化を改善させれば速やかに改善します。特異的な治療も必要ありません。

- 研修医 ● たしかにICU症例でみたことがあります。わかりました。

症例④の解析

- 研修医 ● 最後ですね。まずStep 1ですが，AST 524 IU/L，ALT 76 IU/L，AST：ALTは6.9：1と解離が大きく，肝細胞障害パターンとは言えません。でも，INRは軽度亢進しており，低血糖もあります。ビリルビンも高いのでやはり肝細胞障害なのでしょうか。肝細胞障害＋αと考えます。

 Step 2ですが，CPK 1,659 IU/Lと著明に上昇，LDH 793 IU/Lとこれも上昇しています。肝細胞障害＋横紋筋融解，心筋虚血のパターンですね。

 Step 3では，うーん……CPK上昇に引っ張られているASTをどの程度見積もるかですが……先生，わかりません。

- 指導医 ● 正直なところ，CPKの上昇とASTやLDHの上昇の程度に規則性はありません。筋炎や横紋筋融解症，痙攣後，運動後の報告をみると，CPK：ASTは10〜30：1程度と推測されますが，幅が広くてあてになりませんね[2,10,11]。

- 研修医 ● となると，CPK 1,600程度ならば，ASTにして50〜160 IU/Lの上昇と考えて，それを差し引くと，300〜400 IU/L台というところでしょうか。それでもAST：ALTは4〜6：1と解離が大きいですね。そのような肝障害の原因は……アルコール性肝炎？

- 指導医 ● そこまでいければ十分合格です。

 この患者さんの病歴です。79歳の男性で，アルコール多飲歴があり，肝障害の指摘もされていましたが，病院嫌いで受診していませんでした。自宅ではアルコール多飲を続けていたそうです。来院の数日前より倦怠感，食欲低下が出現し，徐々に増悪。体動も困難となり救急要請となりました。

- 研修医 ● 病歴も合いますね。

指導医 ● そうですね．さらにその目でみますと，白血球が22,640/μLというのも合いますね．アルコール性肝炎では白血球が著明に上昇する特徴があり，その場合は予後不良因子となります[12]．

研修医 ● なるほど．

指導医 ● さらに隠していましたが，動脈血ガスでpH 6.8，CO_2 15.6 mmHg，HCO_3^- 2.3 mmol/L，乳酸値29.9 mmol/Lと著明な乳酸アシドーシスが認められました．
これらより急性アルコール性肝炎，もしくは慢性アルコール性肝炎の急性増悪という診断となり，全身管理を行いつつ，適応があればステロイドを考慮する治療方針となります．

研修医 ● なるほど．奥が深いですね．確かに迅速に読めると，1, 2手先が読めるのかもしれませんね．精進します．

目からウロコの診療ポイント

その1 肝酵素上昇では，肝細胞障害単独なのか，肝細胞障害＋αなのか，肝細胞障害以外の原因かの評価が大事．

その2 評価は3 Stepsで
Step 1）AST/ALTのバランス，Bil，INR，血糖，Albをチェックする．
Step 2）AST，ALTとCPK，LDHのバランスをチェック．
Step 3）肝細胞障害ではAST/ALTの値，バランスから，肝細胞障害の原因を推測する．

その3 原因の評価ではやはり病歴は重要なので誤解しないように．

文献

1) Wallach J：Interpretation of Diagnostic Test, 8th ed. Lippincott Williams & Wilkins, 2007.
2) Nathwani RA, et al：Hepatology. 2005 Feb；41(2)：380-2.
3) Henrion J, et al：Medicine (Baltimore). 2003 Nov；82(6)：392-406.
4) Sorbi D, et al：Am J Gastroenterol. 1999 Apr；94(4)：1018-22.
5) Lucey MR, et al：N Engl J Med. 2009 Jun 25；360(26)：2758-69.
6) Weisberg IS, et al：Clin Liver Dis. 2011 Feb；15(1)：1-20.
7) Cassidy WM, et al：J Clin Gastroenterol. 1994 Sep；19(2)：118-21.
8) Birrer R, et al：Intern Med. 2007；46(14)：1063-70.
9) Ebert EC：Mayo Clin Proc. 2006 Sep；81(9)：1232-6.
10) Weibrecht K, et al：J Med Toxicol. 2010 Sep；6(3)：294-300.
11) Mathur T, et al：J Clin Rheumatol. 2014 Apr；20(3)：130-2.
12) Argüelles-Grande C, et al：Scand J Gastroenterol. 2002 Sep；37(9)：1111-3.

19 市販薬による中毒症

症例

30歳男性，主訴は見当識障害，痙攣。
前日の夜まではいつもと変わった様子はなかった。夕食もいつも通り摂取。来院時当日の早朝に自室で物音がしたため，家人が見に行くと患者がドアの前で棒立ちとなっているところを発見した。その際，呂律障害あり。下肢は突っ張っており，歩行も困難な状態であったため，救急要請となった。
来院後，小人が見えるなどの幻視の訴えがあり，2分程度の強直間代性痙攣を認めた。
自室には同一の錠剤が散乱していた。
既往，内服歴はなし。
喫煙歴なし。1カ月前に職場が変わっている。
バイタルサイン：GCS E4V4M5，血圧 128/70 mmHg，心拍数 102/分，呼吸数 20回/分，体温 37.7℃，SpO$_2$ 99%（室内気）。
瞳孔は5/5 mm，対光反射は鈍い。眼球（オプソ）クローヌスが認められた。四肢の誘発性クローヌスもあり。明らかな四肢麻痺はなく，筋トーヌスは正常であった。上下肢に舞踏様の不随意で粗大な運動を認めた。皮膚紅潮，発汗はなく，皮膚，口腔粘膜は乾燥。腸管蠕動音は低下していた。
血液検査，髄液検査に特記すべき所見なし。
心電図：洞性頻脈，QT延長を認める。

1 薬物中毒ではトキシドロームを意識して評価する

研修医● 先ほど急性発症の発熱，意識障害，痙攣で救急搬送された患者さんです。髄液検査まで行ったのですが，それは問題ありませんでした。
　救急隊いわく，錠剤がいくつか部屋に散乱していたとのことで，薬物中毒かもしれません。ですが，家人からの情報ではどこにも受診歴も処方歴もないとのことです。

指導医 ● なるほど。発熱，瞳孔は5mmと散大，眼球クローヌスや誘発性クローヌス，不随意運動があり，皮膚は紅潮していて乾燥。これはトキシドロームとしてはどうでしょうか？

研修医 ● トキシドローム？

指導医 ● どのような作用からの症状かということです。**表1**[1)]は個人的によく参考にする表です。
この症例で認める症状は色文字にしてみました。いかがでしょうか？

表1 ● トキシドローム一覧

作用	バイタルサイン	意識	呼吸	瞳孔	皮膚，粘膜	腸管	尿
抗コリン作用	BP, HR, BT↑	昏睡，痙攣，ミオクローヌス		散瞳，複視	乾燥，紅潮	イレウス	尿閉
コリン作用	徐脈	意識混濁	喘鳴	縮瞳	分泌亢進	下痢，腹痛，嘔吐	多尿
β刺激	BP↓, HR↑	Tremor					
α刺激	BP↑, HR↓			散瞳			
β，α刺激	BP↑, HR↑			散瞳	発汗，口腔内乾燥		
鎮静/眠剤		昏睡，昏迷	呼吸抑制				
覚醒剤	BT↑	幻覚，精神症状		散瞳			
錐体外路		固縮，振戦，強直発作，トリスムス，反射亢進，舞踏様運動					
麻薬	BP, HR, BT↓	意識障害	呼吸抑制	縮瞳		蠕動低下	
セロトニン作用	BT↑	イライラ，反射亢進，振戦，トリスムス，ミオクローヌス眼クローヌス，幻覚		散瞳	紅潮，発汗	下痢	
有機溶剤		昏迷，焦燥，頭痛，非現実感，離人感					
酸化的脱リン酸化	BP, BT↑						代謝性アシドーシス

BP：血圧，HR：心拍数，BT：体温

（文献1より作成）

(研修医)●抗コリン作用が主で，それに加えてセロトニン作用があるかもしれません。

(指導医)●過量服薬でその症状を呈する薬剤にはどんなものがありますか？

(研修医)●三環系抗うつ薬でしょうか．QT延長もあります。

でも，この患者さんは精神科の受診歴もなく，抗うつ薬をため込むようなことは可能なのでしょうか？ ネットで違法に購入したのですかね？

(指導医)●この患者さんの症状では，三環系抗うつ薬の過量服薬は最も重要な鑑別ですね．セロトニン症状と抗コリン症状，Naチャネル阻害作用によるQT延長，不整脈が認められ，まさに合致します[2]。

ただ問題は，どこで手に入れたかですね．手に入れやすい薬剤でこのような症状を呈するものは知っていますか？

(研修医)●いえ．知りません。

(指導医)●救急隊が持ってきた錠剤に"DW"って書いていませんか？

(研修医)●……あ，書いてあります"DW"！

(指導医)●決まりですね．ジフェンヒドラミン中毒でしょう。

市販薬として手に入る眠剤．ジフェンヒドラミンの中毒症ではこのような症状になります．ドリエル®が有名ですね．"DW"はドリエル®です。

2 ジフェンヒドラミン中毒

(研修医)●あれってこんな症状になるのですか？

(指導医)●第一世代の抗ヒスタミン薬のジフェンヒドラミン，プロメタジン，クロルフェニラミンは，抗ヒスタミン作用以外に抗コリン作用，セロトニン作用，そしてNaチャネル阻害作用があります．血液脳関門の通過性も良好であるため，中枢症状が生じやすく，Naチャネル阻害作用によるQT延長も生じます[3,4]。

抗コリン作用のほうが強いので，皮膚や粘膜は乾燥し，腸管蠕動は抑制されることが多いです．また瞳孔は散大します。

内服量が1g未満では傾眠や抗コリン症状が主で，1gを超えると痙攣や精神症状，QT延長の頻度が増加するようですね[5]。

(研修医)●そうなのですね．本当に三環系抗うつ薬中毒に似ていますね。

不整脈や心電図変化がある場合，炭酸水素ナトリウムの投与はすべきですか？

(指導医)●ジフェンヒドラミンの場合，保存的過量で翌日には改善していること

が多く，不整脈で死亡したという症例報告も多くありません。三環系抗うつ薬中毒よりも予後は良い印象があります。

(研修医)● わかりました。モニタリングしつつ保存的加療とします。

■ 症例の続き

翌日には意識状態は改善。症状も消失し，心電図変化も消失していた。患者本人よりドリエル® 200錠（10g）を内服したという病歴が得られ，自殺企図として精神科コンサルトとなった。

3 慢性ブロム中毒

症例

40歳女性，主訴はふらつき，倦怠感，悪心・嘔吐。
1カ月前より倦怠感，ふらつきを自覚した。悪心・嘔吐もあり，食欲も低下を認めていた。症状は日により異なり，ひどいときはベッドから起きられない，起きてもバランスがとれず転倒することもあった。症状が持続するため，外来受診となった。
既往歴なし，内服なし。
バイタルサイン：意識清明，血圧 126/74mmHg，心拍数 80/分，呼吸数 18/分，SpO_2 99%（室内気），体温 36.4℃。
瞳孔3/3mm，対光反射迅速。眼球運動は正常。眼振なし。顔貌左右差なし。閉眼は両側可能。口角下垂なし。呂律障害なし。カーテン徴候陰性。指鼻試験は両側で稚拙。踵膝試験も両側で稚拙。Romberg試験陽性。つぎ足歩行できず。
上下肢MMT（徒手筋力試験）は5/5，深部腱反射は減弱，亢進，両側左右差なし。触覚，温痛覚，深部感覚の左右差，低下なし。Babinski反射は屈曲。
血液検査：WBC 6,200/μL，Hb 13.2g/dL，血小板 23万/μL，AST 32IU/L，ALT 28IU/L，ALP 220 IU/L，γ-GT 32 IU/L，LDH 260 IU/L，BUN 22mg/dL，Cr 0.8mg/dL，Na 142mEq/L，K 4.2mEq/L，Cl 137mEq/L。
頭部MRI検査：明らかな異常所見認めず。

(研修医)● 先生，外来にふらつき，悪心・嘔吐で来院されている患者さんですが，身体所見上は小脳失調症状がありそうです。頭部MRIも行ったのですが，明らかな異常が認められません。

指導医 ● よく評価できていますね．確かに小脳症状がありそうですね．
　　　　……！
　　　　血清Clが137 mEq/Lですか．なるほど．内服歴はどうですか？
研修医 ● 特にかかっている病院も，処方薬もないとのことです．
指導医 ● 内服歴は処方薬だけでなく，サプリメントや市販薬，漢方，健康食品などすべて聞いてください．多分飲んでいます．アレを．
研修医 ● アレ？　わかりました．聞いてみます．

■ 症例の続き

もともと肩こりと頭痛があり，市販の頭痛薬（ナロンエース®）を内服していた．2カ月前に職場が変わり，肩こりが増悪したため，連日内服をするようになった．内服量は日により異なるが，増えているとのこと．倦怠感やふらつき，悪心・嘔吐が出現してからも同様に内服している．

慢性ブロム中毒のポイント

研修医 ● 先生，飲んでいました．アレってナロンエース®のことですか？
指導医 ● そうです．ブロムワレリル尿素の慢性中毒でしょう．
　　　　ブロムワレリル尿素は鎮痛薬であるナロンエース®や，鎮静薬，眠剤であるウット®に含有されています．
　　　　ブロムワレリル尿素の半減期は2.5時間と短いですが，ブロム自体の半減期は12日と長く，高用量を連日使用すると体内に蓄積し，慢性中毒をきたします．慢性中毒では悪心・嘔吐，小脳失調，眼筋麻痺，脳幹症状，錐体外路症状をきたします[6]．
研修医 ● たしかに経過と症状は合いますね．でも先生，最初は内服していた情報がなかったのに，すでに疑っていましたよね？　なぜですか？
指導医 ● 鍵は血清Cl値です．134 mEq/Lと異常に高かったでしょう？
　　　　Cl値の測定はイオン選択電極法で行われています．これはブロムなどのハロゲンの干渉を受けるのです．血中ブロム値が高い場合，測定されたCl値も高値となります．症例報告では200 mEq/Lを超える症例もあります[6]．
研修医 ● 小脳失調があり，血清Clが高値というところでスナップ診断だったのですね．
　　　　ところで，なぜブロム中毒で小脳失調が生じるのでしょうか？
指導医 ● 詳しいことはわかっていませんが，ブロムはビタミン代謝経路の阻害作用があるようです．その結果ビタミンB_1作用が阻害され，Wernicke脳症と同様の機序で中枢症状をきたすという機序が推測されて

います。同様にメトロニダゾールもビタミン代謝阻害作用があり，小脳失調を呈する原因薬剤として有名ですね[7]。

研修医 ● 恐れ入りました。患者さんに指導して，フォローします。

■ 症例の続き

ナロンエース®を中止し，他の鎮痛薬に変更した。また服薬指導，生活指導を行い，薬剤の使用頻度を減らすように指導した。
その後，悪心・嘔吐は徐々に改善。ふらつきも改善した。外来のフォローにて指鼻試験や踵膝試験，Romberg試験とも正常化を確認した。

目からウロコの診療ポイント

その1 薬剤歴は処方薬のみではなく，サプリメント，市販薬，漢方，健康食品などもチェックするように心がける。

その2 ジフェンヒドラミン（ドリエル®）中毒では，意識障害，痙攣，抗コリン作用，セロトニン作用，QT延長が認められる。同様の薬剤として三環系抗うつ薬がある。

その3 ブロムワレリル尿素（ナロンエース®，ウット®）に含まれるブロムは体内蓄積しやすい，慢性中毒では小脳失調や錐体外路徴候，悪心・嘔吐を呈する。血清Cl値が異常高値となるのがポイント。

文献
1) Mokhlesi B, et al：Chest. 2003 Feb；123(2)：577-92.
2) Gutscher K, et al：Br J Clin Pharmacol. 2013 Jan；75(1)：227-35.
3) Zareba W, et al：Am J Cardiol. 1997 Nov 1；80(9)：1168-73.
4) Karch SB：Am J Forensic Med Pathol. 1998 Jun；19(2)：143-7.
5) Radovanovic D, et al：Hum Exp Toxicol. 2000 Sep；19(9)：489-95.
6) 橋田英俊，ほか：日本老年医学会雑誌．2001；38：700-3.
7) Geyer HL, et al：Neurology. 2005 Apr 12；64(7)：1279-81.

TIPS 4 ▶▶ 持続皮下輸液

研修医 ● 先生，末梢静脈ルートが確保できず，中心静脈ルート（CVC）を挿入しなければならない患者がいるのですが，挿入時についていただけませんか？

指導医 ● それは大変ですね。脱水がひどいのですか？

研修医 ● いえ，そういうわけではなく，病状は落ち着いています。
誤嚥性肺炎で2週間前に入院され，治療は終わっています。現在は嚥下リハビリテーションを行っているのですが，まだ十分には摂取できておらず，補液の併用が必要な患者さんです。

指導医 ● ならばCVCなどではなくて，経鼻胃管か，皮下輸液にしたほうがよいのではないですか？ CVCは感染リスクや血栓リスクもあります。自分はそのような患者さんにCVCを留置しないですね。

研修医 ● 皮下輸液ですか？ 何でしょうか，それは。

1 持続皮下輸液とは

指導医 ● 持続皮下輸液というのは，文字通り輸液を皮下投与することです。静脈ルート確保よりも簡便で，合併症も少ないので長期間補液が必要な患者さんや，ルートの取りにくい小児例，緩和ケアの一環として行われることがあります[1]。

研修医 ● それはちゃんと吸収されるのですか？

指導医 ● 皮下に投与された輸液は，浸透圧や静水圧，拡散により周囲の血管に吸収されます。たとえば500 mLの生理食塩水を3時間で皮下投与すると，その1時間後には血管内に完全に移行します[2]。
持続皮下輸液のメリット，デメリットを**表1**[1]にまとめましょう。

研修医 ● なるほど。補液速度や電解質が制限されるので，脱水の補正や電解質異常がある患者さんでは避けたほうがよいのですね。
亜急性期～慢性期の患者さんでは使いやすそうですね。

指導医 ● そうですね。あとは出血傾向がある患者さんや，低アルブミン血症で浮腫が高度の場合は避けたほうがよいでしょうね。

研修医 ● この患者さんでは適応できそうです。やり方を教えてください。

表1 ● 持続皮下輸液のメリット，デメリット

メリット	デメリット
・低侵襲 ・過剰輸液になりにくい ・手技が簡便 ・在宅でも可能 ・静脈炎リスクが低い ・ルート感染リスクが低い ・ルート閉塞リスクが低い	・補液速度が1mL/分と遅い ・電解質，栄養，薬剤に制限がある ・投与部位の浮腫や発赤が生じやすい ・出血傾向がある場合に不適

(文献1より)

2 持続皮下輸液の方法

指導医 ● 簡単ですよ。使用するのは末梢静脈ルート確保と同じです。

消毒と，24G留置針と，固定のテープ。

挿入部位はどこでもよいです。歩ける患者さんでは腹部や胸部，肩甲骨上であれば邪魔になりにくいです。寝たきりの患者さんでは大腿や腹部，上腕外側など。自己抜去してしまう患者さんでは背部など手が届きにくいところを選択します[1]。

指導医 ● 挿入部位を消毒して，皮下組織をつまんで，45〜60度の角度で皮下に挿入し，そのまま固定します。

研修医 ● それだけでいいのですか。

指導医 ● はい。入れ替えは2〜4日ごと。また，問題が生じたときには入れ替えます。

また補液の投与速度は1mL/分程度が推奨されています[3]。1箇所当たり24時間で1,500mL程度補液可能です。2箇所ならば3,000mLです。1日量としては十分でしょう。

3 投与できる薬剤は？

研修医 ● 皮下輸液からはどの補液でも投与可能ですか？

指導医 ● 生理食塩水，1号液（開始液），リンゲル液，乳酸リンゲル液は問題ありません。

ブドウ糖液は吸収速度が遅いため，避けたほうがよいです[4]。

研修医 ● カリウム含有液は避けたほうがよさそうですね。

指導医 ● たしかにカリウム含有液は局所の発赤や疼痛が出やすいですが，塩化カリウム（KCL）20〜40mEq/L程度ならば投与は可能とする報告もあります[5]。ですので3号液（維持液）も投与可能ですね。

研修医 ● ほかに投与可能な薬剤はありますか？

指導医 ● 米国の老年医学科の医師を対象としたアンケートでは，**表2**[6]の薬剤を持続皮下投与することがあるそうです。

表2 ● 皮下投与を行っている薬剤

鎮痛薬	モルヒネ，ブプレノルフィン，トラマドール，ペチジン，ジクロフェナク，フェンタニル
制吐薬	メトクロプラミド，ブチルスコポラミン，アトロピン，オンダンセトロン，パパベリン
ステロイド	デキサメサゾン，メチルプレドニゾロン
抗菌薬	セフトリアキソン，テイコプラニン，アミカシン，セフェピム，ゲンタマイシン
抗精神病薬，ベンゾジアゼピン	ハロペリドール，レボメプロマジン，ミダゾラム，クロルプロマジン，ジアゼパム
その他	フロセミド，パミドロン酸ニナトリウム（パミドロネート），ゾレドロン酸（ゾレドロネート）

（文献6より）

研修医 ● 抗菌薬も投与できるのですか。

指導医 ● 抗菌薬については国内からも報告例があります。

感染症10例において，セフトリアキソン2gを生理食塩水50mLに溶解し，1時間で投与したところ，70％で効果が認められ，局所の発赤や炎症は認められませんでした[7]。

研修医 ● なるほど。これは覚えておくと，どこかで役立つかもしれませんね。早速試してみたいと思います。ありがとうございました。

文献
1) Sasson M, et al：Am Fam Physician. 2001 Nov 1；64(9)：1575-8.
2) Lybarger EH：J Infus Nurs. 2009 Jan-Feb；32(1)：40-4.
3) Remington R, et al：J Am Geriatr Soc. 2007 Dec；55(12)：2051-5.
4) Rochon PA, et al：J Gerontol A Biol Sci Med Sci. 1997 May；52(3)：M169-76.
5) Lybarger EH：J Infus Nurs. 2009 Jan-Feb；32(1)：40-4.
6) Fonzo-Christe C, et al：Palliat Med. 2005 Apr；19(3)：208-19.
7) 小田切拓也，ほか：Palliat Care Res. 2014；9(4)：121-4.

索引

欧文

A
ACE阻害薬 *120*
ACNESの治療 *75*
ACTH負荷試験 *46*, *47*
acute vestibular syndrome；AVS *32*
AICA梗塞 *38*
A line *126*
ALT *158*
AST *158*
ATS/IDSAガイドライン2005 *116*

B
benign proximal positional vertigo；BPPV *22*
Bioavailability *141*
B line *126*
BPPVの誘発試験 *24*

C
Carnett試験 *68*, *74*
central paroxysmal positional nystagmus；CPPN *28*
Clostridium difficile感染症 *145*
crackle *98*
CRH試験 *46*, *48*
CURB-65 *101*

D
direction-changing nystagmus *36*
Dix-Hallpike試験 *23*, *24*

E
Epley法 *29*

F
food-cobalamin malabsorption；FCM *19*

G
GDH *149*
GNR *117*, *135*
GPC *117*, *135*
Gufoni法 *29*

H
Head Impulse test；HIT *36*
healthcare-associated pneumonia；HCAP *115*
HINTS plus *36*
Horner徴候 *90*

I
IDSA/ATSの重症市中肺炎クライテリア *103*
infusion reaction *6*
ischemic hepatitis *163*

L
LDHのアイソザイム *160*
Lemierre症候群 *90*, *92*
Ludwig's angina *91*

M
MCV *3*
MRSA *116*

P
PICA梗塞 *38*
pneumonia severity index；PSI *101*
PORTスコア *101*
PSA値 *139*

S
SCA（上小脳動脈）梗塞 *38*
shock liver *163*
skew deviation *36*
SMART-COPスコア *103*
STONEスコア *65*
Supine roll試験 *24*

和文

あ
アンジオテンシンII受容体拮抗薬 *120*
亜急性連合性脊髄変性症 *13*, *14*
悪性貧血 *19*
圧痛 *67*, *73*

い
イクラ様 *78*
インスリン負荷試験 *46*, *47*
インフルエンザ *77*
　　──迅速検査 *79*
　　──濾胞 *78*
萎縮性胃炎 *19*
医療・介護関連肺炎 *115*
咽頭外側間隙 *88*
咽頭後間隙 *88*
咽頭痛 *90*

え
嚥下障害 *90*
炎症性動脈瘤 *90*

お
悪寒戦慄 *60*, *132*

か
化学性肺炎 *114*

化膿性関節炎 *152*
下気道症状 *95*
下腹部痛 *53*
開口障害 *87*, *90*
回転性めまい *22*
外傷患者 *12*
顎下間隙 *88*, *90*
喀痰グラム染色 *106*, *117*
肝酵素上昇 *158*
肝細胞障害 *161*
眼瞼下垂 *90*
眼振 *23*, *34*
眼振誘発 *29*
顔面の発汗低下 *90*

き
記憶障害 *42*
気管支呼吸音 *97*
危険間隙 *90*
偽痛風 *154*
急性陰嚢痛 *53*
急性前庭症候群 *32*
急性単関節炎 *152*
急性輸液反応 *6*
虚血肝 *163*
巨赤芽球性貧血 *16*
胸膜スライディング *125*
　　──の消失 *128*
局所パラメータ *109*, *134*
菌血症 *132*

く
クランベリー *138*
グラム陰性桿菌 *117*, *135*
グラム染色 *135*
グラム陽性球菌 *117*, *135*

け
経口投与 *6*, *141*
経静脈投与 *6*, *141*

憩室炎 *67*
結晶性関節炎 *153*
血栓性静脈炎 *90*
血尿 *66*
月経 *9*
嫌気性菌 *115*, *116*
倦怠感 *4*
原発性副腎不全 *48*

こ
コルチゾール値 *45*
呼吸数 *96*
誤嚥性肺炎 *113*
誤嚥性肺臓炎 *113*
広域抗菌薬 *116*
抗菌薬 *141*
　　──曝露歴 *148*
口腔ケア *119*
甲状腺機能低下症 *8*
叩打痛 *134*
好中球過分葉所見 *16*
後半規管 *23*
高齢者の不定愁訴 *42*

さ
三次性副腎不全 *48*
三半規管 *23*

し
ショック肝 *163*
シロスタゾール *120*
ジフェンヒドラミン中毒 *168*
市中肺炎 *101*
　　──の原因菌 *105*
　　──のフォロー *109*
　　──のマネージメント *105*
市販薬 *166*
自己免疫性胃炎 *19*
持続皮下輸液 *172*
縮瞳 *90*

女性の尿路結石 *62*
小脳失調 *170*
上気道症状 *95*
神経因性食思不振症 *18*
深頸部感染症 *87*
　　──の原因菌 *93*
腎盂腎炎 *132*
腎不全のリスク *60*

す
ステロイド *108*
　　──補充療法 *50*
水腎症 *59*
水平半規管 *23*

せ
せん妄 *15*
青色強膜 *1*
成人院内肺炎／呼吸器関連肺炎
　／医療，介護関連肺炎のガイ
　ドライン *116*
精巣挙筋反射 *54*
精巣上体炎 *56*
精巣垂捻転 *56*
精巣痛 *54*
精巣捻転 *53*, *54*
清肺湯 *120*
生物学的利用能 *141*
全身パラメータ *109*, *134*
前半規管 *23*
前皮神経絞扼症候群 *73*, *74*
前立腺炎 *138*

そ
咀嚼時の疼痛 *90*

た
多剤耐性菌 *116*
体重減少 *42*

ち
中枢性AVS *33*

中枢性頭位変換性眼振 *28*

中毒症 *166*

て

低栄養患者 *18*

低酸素性肝炎 *163*

鉄欠乏性貧血 *1*

　　──の診療フローチャート *9*

鉄剤 *5*

と

トキシドローム *166*

トキシン *149*

トリガーポイント注射 *75*

頭部MRI *35*

銅欠乏 *13*

な

ナロンエース® *170*

難聴 *36*

に

二次小葉 *124*

二次性副腎不全 *48*

入院中の発熱 *145*

　　──の6Ds *146*

　　──の原因 *146*

尿潜血陰性 *65*

尿路感染症 *62*

　　──の原因菌 *133*

　　──のリスク因子 *137*

尿路結石症 *69*

　　──の診断 *65*

認知機能低下 *15*

の

ノイラミニダーゼ阻害薬 *84*

脳血管障害 *32*

膿尿 *62*

は

バイオアベイラビリティ *141*

肺エコー *99*, *124*

肺炎 *95*

肺実質影 *127*

発熱 *60*

反響エコー *126*

ひ

ビタミンB_{12}欠乏症 *12*

ビタミンB_{12}欠乏の原因 *18*

ビタミンB_{12}の補充療法 *17*

非定型肺炎 *106*

貧血 *1*

ふ

フェリチン *3*

副腎不全 *41*

　　──診療のフローチャート *45*

　　──のタイプと原因疾患 *49*

腹部エコー *63*

腹部大動脈瘤 *62*

腹部の触診 *68*

腹膜垂炎 *67*, *70*

へ

ベジタリアン *18*

閉経 *9*

片腎患者 *60*

ほ

ホモシスチン値 *16*

ま

末梢性AVS *33*

慢性炎症 *3*

慢性腎不全患者 *60*

慢性ブロム中毒 *169*

み

右・右・右の法則 *25*

め

めまい *22*, *34*

メチラポン負荷試験 *46*, *47*

迷走神経障害 *90*

や

薬物中毒 *166*

よ

葉酸欠乏 *16*

抑うつ症状 *15*, *42*

ら

ラ音 *98*

り

良性発作性頭位変換性めまい症 *22*

緑膿菌 *116*

著者

高岸勝繁 *Katsushige Takagishi*
京都岡本記念病院 総合診療科 医長

2007年	東京慈恵会医科大学卒業
2007〜2009年	洛和会音羽病院
2009〜2010年	飯塚病院
2010〜2011年	洛和会丸太町病院
2011〜2014年	宇治徳洲会病院
2014〜2016年	金井病院
2016年〜	現職

総合診療流！
Common Disease の掘り下げ方

定価（本体4,500円＋税）
2016年 9月15日 第1版
2016年10月27日 2刷

著 者	高岸勝繁
発行者	梅澤俊彦
発行所	日本医事新報社　www.jmedj.co.jp
	〒101-8718　東京都千代田区神田駿河台2-9
	電話（販売）03-3292-1555　（編集）03-3292-1557
	振替口座　00100-3-25171
印　刷	ラン印刷社

Ⓒ Katsushige Takagishi 2016 Printed in Japan
ISBN978-4-7849-4550-4　C3047　¥4500E

・本書の複製権・翻訳権・上映権・譲渡権・公衆送信権（送信可能化権を含む）は
　（株）日本医事新報社が保有します。

JCOPY 〈(社)出版者著作権管理機構 委託出版物〉
本書の無断複写は著作権法上での例外を除き禁じられています。複写される場合は，
そのつど事前に，（社）出版者著作権管理機構（電話 03-3513-6969，FAX 03-3513-6979，
e-mail:info@jcopy.or.jp）の許諾を得てください。